AF468962

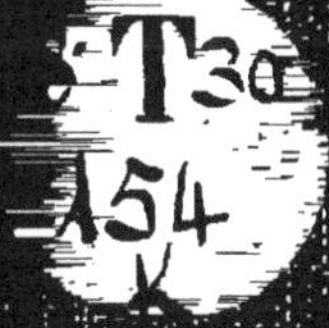

ANTHROPOLOGIE

Par Antonin BOSSU

TREIZIÈME ÉDITION

ATLAS D'ANATOMIE

COMPOSÉ DE

VINGT PLANCHES

GRAVÉES SUR ACIER

ACCOMPAGNÉES DE LÉGENDES EN REGARD

SUIVI D'UN

PRÉCIS D'ANATOMIE ARTISTIQUE

PARIS

[illegible]LOUD et BARRAL, ÉDITEURS

4, RUE MADAME, 4

ANTHROPOLOGIE

Par Antonin **BOSSU**

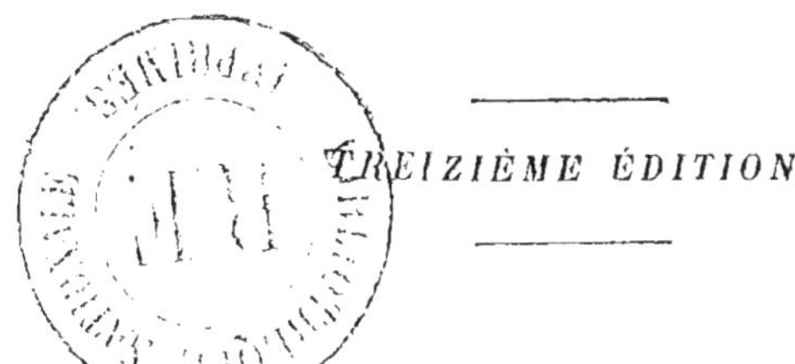

TREIZIÈME ÉDITION

ATLAS D'ANATOMIE

COMPOSÉ DE

VINGT PLANCHES

GRAVÉES SUR ACIER

ACCOMPAGNÉES DE LÉGENDES EN REGARD

SUIVI D'UN

PRÉCIS D'ANATOMIE ARTISTIQUE

PARIS

BLOUD et BARRAL, ÉDITEURS

4, RUE MADAME, 4

PLANCHE I

Ostéologie — Système osseux.

SQUELETTE VU PAR DEVANT

Les os sont dépouillés de leur périoste, et les articulations manquent de leurs ligaments.

A. Bras. — B. Avant-bras. — C. Carpe. — D. Métacarpe. — E. Phalanges. — F. Bassin. — G. Cuisse. — H. Jambe. — I. Tarse. — K. Métatarse. — L. Phalanges du pied.

1. Frontal ou Coronal. — 2. Temporal. — 3. Malaire. — 4. Maxillaire supérieur. — 5. Maxillaire inférieur. — 6. Sternum. — 7. Clavicule. — 8. Septième côte (dernière vraie côte). — 9. Omoplate ou Scapulum. — 10. Humérus. — 11. Cubitus. — 12. Radius. — 13. Os coxal ou iliaque : *f i*, fosse iliaque interne; *s i*, articulation sacro-iliaque; *h p*, branche horizontale du pubis; *d p*, branche descendante du pubis; *t o*, Trou obturateur, appelé encore sous-pubien ou ovalaire; *s v*, Articulation sacro-vertébrale. — 14. Sacrum. — 15. Fémur : *t*, tête du fémur; *c*, col du fémur; *g t*, grand trochanter ; *p t*, petit trochanter. — 16. Rotule. — 17. Tibia. — 18. Péroné : *m i*, malléole interne; *m e*, malléole externe.

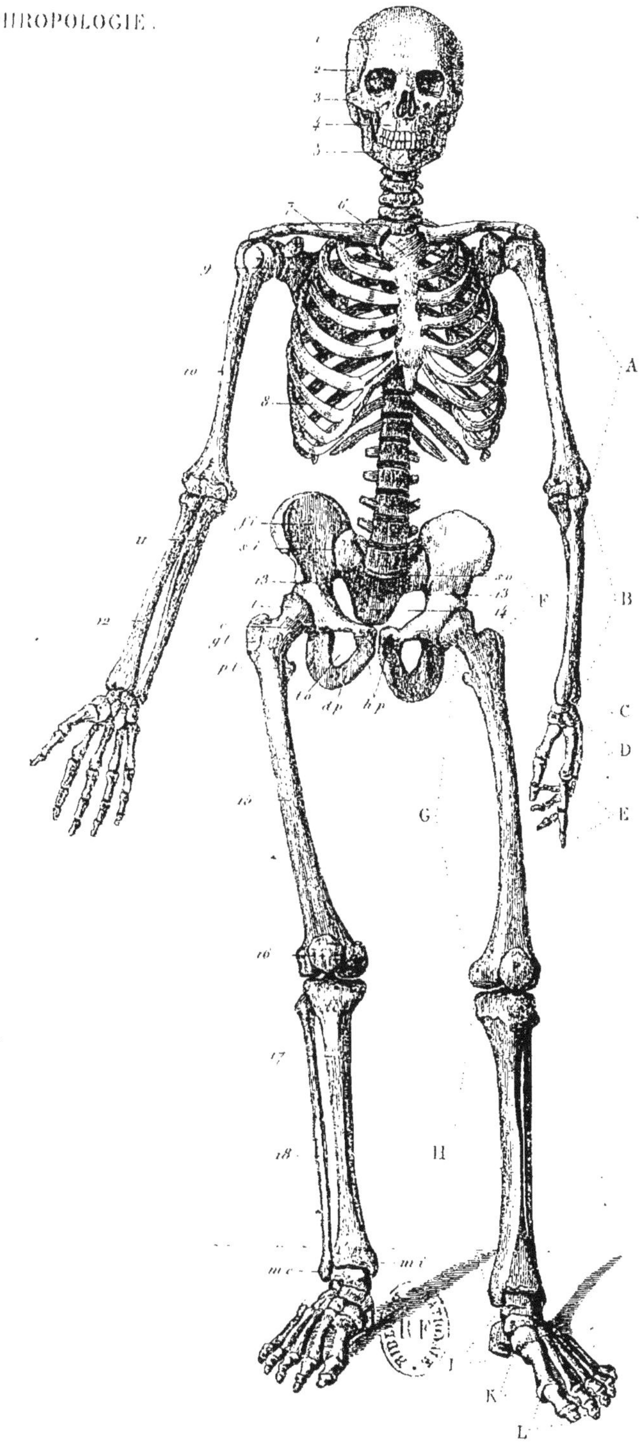

Léveillé del. C. Carey et Gabriel sc.

PLANCHE II

Ostéologie — Système osseux

SQUELETTE VU PAR DERRIÈRE

Le périoste et les ligaments sont enlevés.

A. Colonne cervicale. — B. Colonne dorsale, composée de douze vertèbres auxquelles s'articulent les douze côtes formant le Thorax. — C. Colonne lombaire, comprenant 5 vertèbres.

1. Pariétal. — 2. Occipital. — 3. Temporal. — 4. Arcade zygomatique. — 5. Maxillaire inférieur. — 6. Clavicule. — 7. Omoplate: *e*, épine ou crête de l'omoplate ; *a*, acromion ; *f s*, fosse sus-épineuse ; *s e*, fosse sous-épineuse. — 8. Humérus. — 9. Cubitus : *a o*, apophyse olécrâne. — 10. Radius. — 11. Sacrum. — 12. Os iliaque : *f i e*, fosse iliaque externe ; *e s*, échancrure sciatique ; *i*, ischion. — 13. Fémur. — 14. Tibia. — 15. Péroné. — 16. Calcanéum.

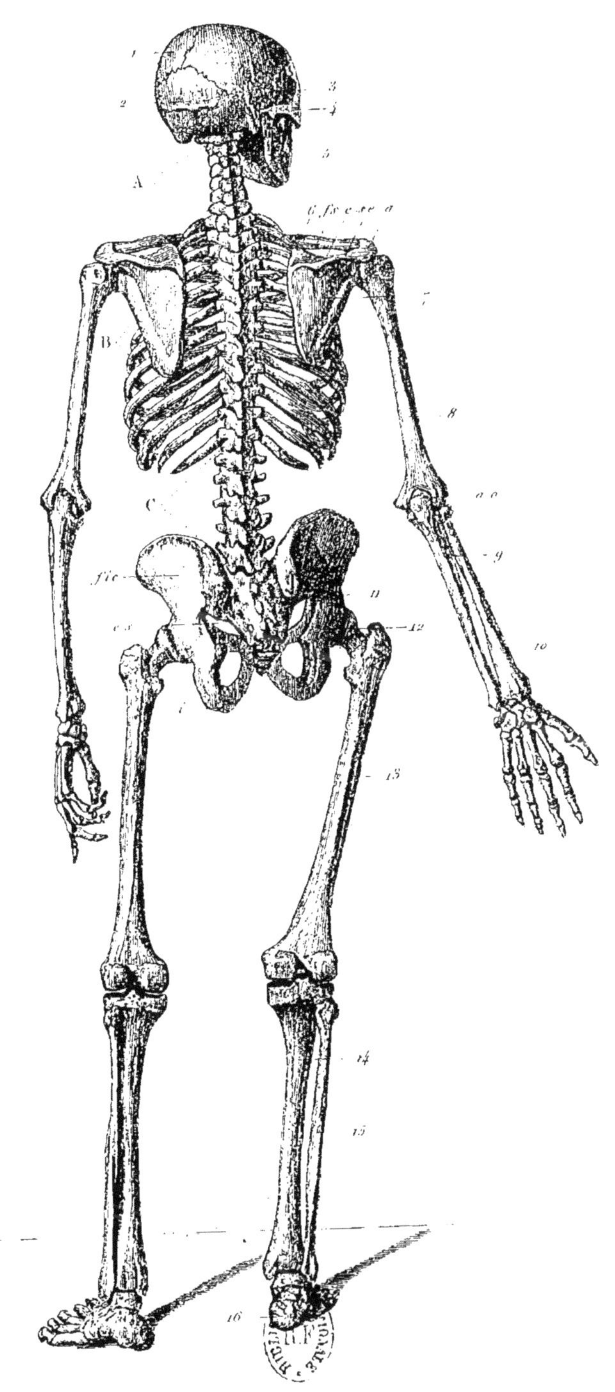

Léveillé del. C. Carey et Gabriel sc.

PLANCHE III

Ostéologie — Système osseux

Fig. 1. — QUATRE VERTÈBRES CERVICALES SUPÉRIEURES

1. Atlas. — 2. Axis. — 3, 3. apophyses épineuses. — 4, 4. apophyses transverses.

Fig. 2. — DEUX VERTÈBRES DORSALES, LA SUPÉRIEURE DÉCRITE

1. Corps vertébral. — 2. Lame qui concourt à former le trou vertébral en s'unissant à celle du côté opposé de la même vertèbre (la position de la vertèbre ne permet pas de voir ce trou). — 3. Apophyse articulaire supérieure. — 4. Apophyse articulaire inférieure. — 5. Apophyse transverse. — 6. Apophyse épineuse. — 7. Trou de conjugaison.

Fig. 3. — DEUX VERTÈBRES LOMBAIRES

1. Corps vertébral. — 2. Apophyse articulaire supérieure. — 3. Apophyse transverse. — 4. Apophyse épineuse. — 5. Trou de conjugaison.

Fig. 4. — CRANE VU PAR SA FACE INFÉRIEURE EXTERNE

1. Maxillaire inférieur. — 2. Dents. — 3. Voûte palatine. — 4, 4. Ouvertures postérieures des fosses nasales, séparées l'une de l'autre par le vomer, qui fait partie de leur cloison. — 5. Trou grand rond ou maxillaire supérieur. — 6. Trou déchiré antérieur. — 7. Ouverture externe du conduit carotidien. — 8. Grand trou occipital. — 9. Arcade zygomatique. — 10. Fosse zygomatique. — 11. Apophyse styloïde. — 12. Condyle de l'occipital, surface qui s'articule avec l'atlas.

Fig. 5. — FACE INFÉRIEURE INTERNE OU BASE DU CRANE

Les objets indiqués par les nos 4, 4 *bis*, 5 et 17 sont impairs.

1. Plan antérieur sur lequel appuie le lobe antérieur du cerveau. — 2. Plan moyen ou fosse moyenne, supportant le lobe moyen. — 3. Plan postérieur, contenant le cervelet. — 4. Selle turcique ou plan formé par le corps du sphénoïde. — 4 *bis*. Gouttière basilaire. — 5. Apophyse crista-galli. — 6. Gouttières ethmoïdales donnant passage aux filets du nerf olfactif. — 7. Suture du frontal et des petites ailes du sphénoïde. — 8. Trou optique, dans lequel s'engage le nerf du même nom. — 9. Fente sphénoïdale, par laquelle passent les nerfs et vaisseaux qui se rendent à l'orbite. — 10. Trou grand rond ou maxillaire supérieur. — 11. Trou ovale ou maxillaire inférieur. — 12. Trou petit rond ou sus-épineux. — 13. Trou déchiré antérieur. — 14. Trou auditif interne. — 15. Trou déchiré postérieur. — 16. Trou condylien antérieur. — 17. Grand trou occipital.

Fig. 5.

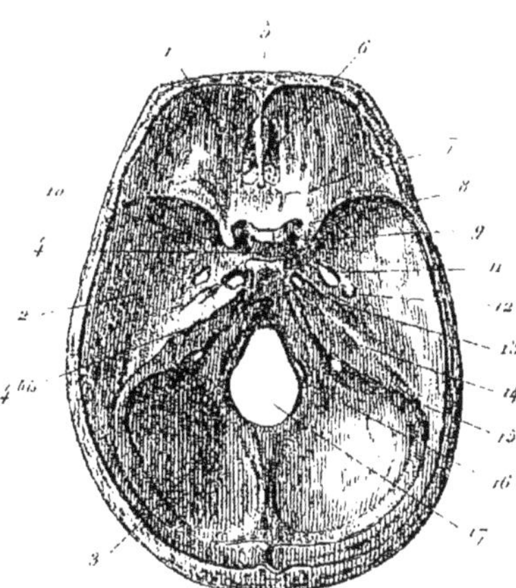

Fig. 1re

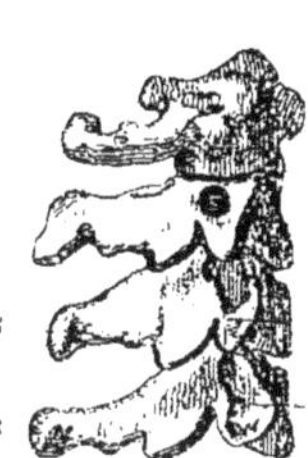

Fig. 2.

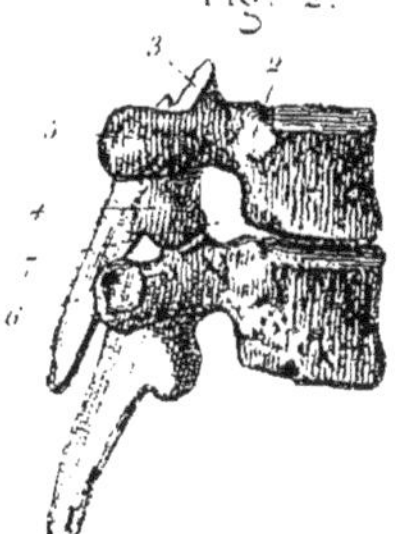

Fig. 3.

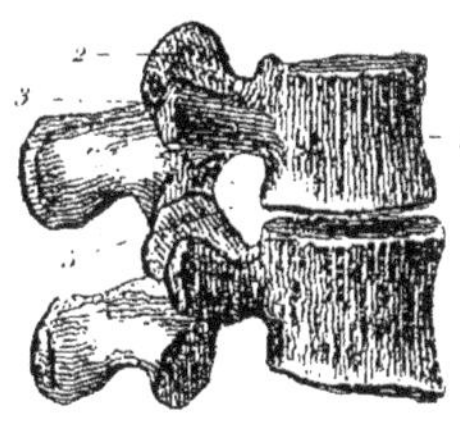

Fig. 4.

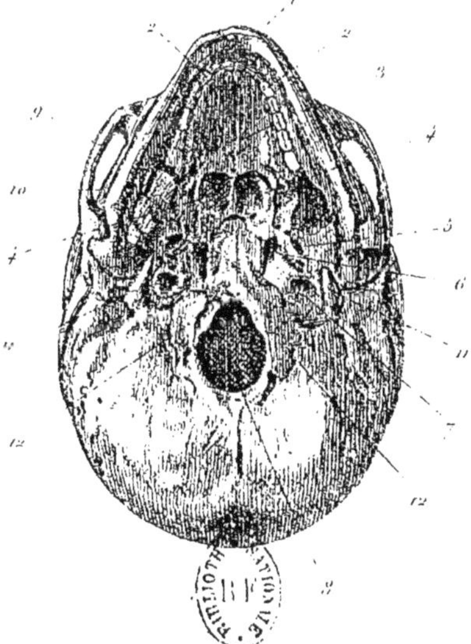

Léveillé del. C. Carey et Gabriel sc.

PLANCHE IV

Myologie — Systèmes musculaire et aponévrotique

ÉCORCHÉ VU PAR DEVANT

Les muscles superficiels sont du côté droit ; les muscles profonds du côté gauche.

A. — *Tête, tronc, membres supérieurs.*

1. Muscle frontal [1]. — 2. Orbiculaire des paupières. — 3. Orbiculaire des lèvres. — 4. Carré du menton. — 5. Aponévrose épicrânienne. — 6. Muscle auriculaire. — 7. Zygomatique. — 8. Élévateur propre de la lèvre supérieure. — 9. Masséter. — 10. Peaussier. — 11. Sternocléido-mastoïdien. — 12. Sterno-thyroïdien. — 13. Trapèze. — 14. Grand pectoral. — 15. Sous-clavier. — 16. Petit pectoral. — 17. Grand dentelé. — 18. Grand oblique. — 19. Grand droit de l'abdomen. — 20. Petit oblique. — 21. Arcade crurale. — 22. Anneau inguinal. — 23. Deltoïde. — 24. Biceps brachial. — 25. Triceps. — 26. Long supinateur. — 27. Premier radical. — 28. Rond pronateur. — 29. Deuxième radial. — 30. Grand palmaire. — 31. Fléchisseur superficiel commun. — 32. Petit palmaire. — 33. Cubital antérieur. — 34. Muscles de l'éminence thénar. — 35. Aponévrose palmaire. — 36. Ligament annulaire du carpe. — 37. Portion supérieure du biceps, qui est coupé. — 38. Coraco-brachial. — 39. Brachial antérieur. — 40. Long supinateur, déjà indiqué n° 26. — 41, 42. Fléchisseur profond des doigts. — 43. Long fléchisseur du pouce. — 44. Tendon du cubital antérieur, coupé. — 45. Éminence thénar. — 46. Éminence hypothénar.

B. — *Membres inférieurs.*

47. Tenseur de l'aponévrose crurale. — 48. Couturier. — 49. Droit interne. — 50. Droit antérieur. — 51. Portion interne du triceps crural. — 52. Portion externe du triceps. — 53. Péronier latéral. — 54. Jambier antérieur. — 55. Extenseur commun des orteils. — 56. Péronier antérieur. — 57. Extenseur propre du gros orteil. — 58. Tendon du péronier latéral. — 59. Ligament annulaire du tarse. — 60. Psoas et Iliaque, sortant du bassin. — 61. Pectiné. — 62. Premier adducteur. — 63. Troisième adducteur. — 64. Triceps crural, portion interne. — 65. Tendon du droit antérieur, coupé. — 66. Tendon du couturier, coupé. — 67. Jumeaux. — 68. Soléaire. — 69. Tendon du jambier antérieur, coupé. — 70. Tendon de l'extenseur propre du gros orteil.

(1) Le mot muscle n'est pas répété, bien que c'eut été mieux pour éviter toute confusion avec certaines autres particularités anatomiques. Toutefois cette confusion devient impossible si l'on suit le texte descriptif.

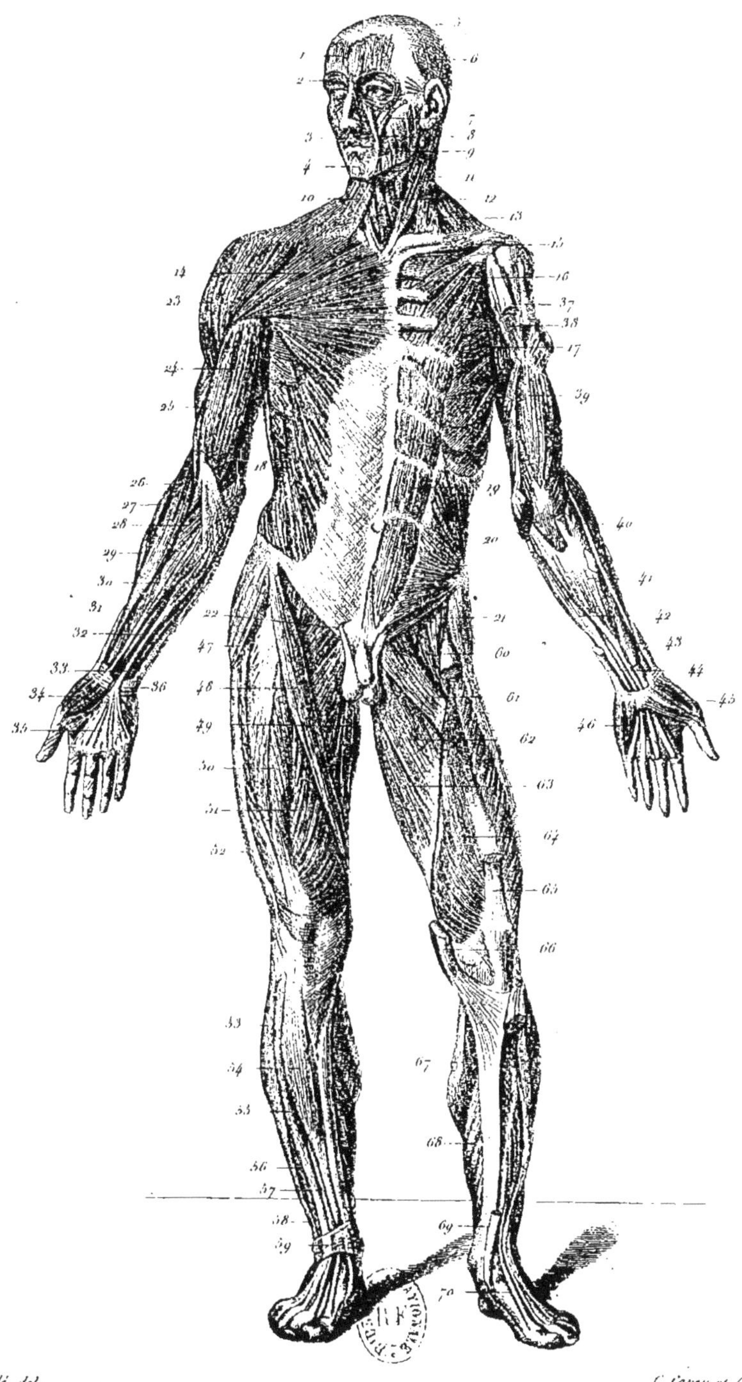

Léveillé del. C. Carey et Gabriel sc.

PLANCHE V

Myologie — Systèmes musculaire et aponévrotique

ÉCORCHÉ VU PAR DERRIÈRE

Muscles superficiels du côté gauche, muscles profonds du côté droit.

Tête, tronc, membres supérieurs.

1. Auriculaire. — 2. Occipital. — 3. Sterno-cléido-mastoïdien. — Splénius. — 5. Grand complexus.. — 6. Angulaire de l'omoplate. — 7. Trapèze. — 8. Grand dorsal. — 9. Rhomboïde. — 10. Grand dentelé. — 11. Petit dentelé. — 12. Deltoïde. — 13. Sus-épineux. — 14. Sous-épineux. — 15. Petit rond. — 16. Grand rond. — 17. Triceps brachial. — 18. Long supinateur. — 19. Anconé. — 20. 1er radial. — 21. 2e radial. — 22. Extenseur commun des doigts. — 23. Long extenseur du pouce. — 24. Ligament annulaire du carpe. — 25. Grand abducteur du pouce. — 26. Long extenseur du pouce. — 27. Court extenseur du pouce. — 28. Extenseur propre de l'index. — 29. Extenseur propre du petit doigt.

Membres inférieurs.

30. Grand fessier. — 31. Petit fessier. — 32. Pyramidal. — 33. Jumeaux et obturateur interne. — 34. Carré de la cuisse. — 35. Biceps. — 36. Demi-tendineux. — 37. Demi-membraneux. — 38. Grand adducteur. — 39. Courte portion du biceps, dont on voit la section un peu plus bas. — 40. Jumeaux. — 41. Poplité. — 42. Plantaire grêle. — 43. Soléaire. — 44. Jumeaux coupés. — 45. Tendon d'Achille. — 46. Ligament annulaire du tarse.

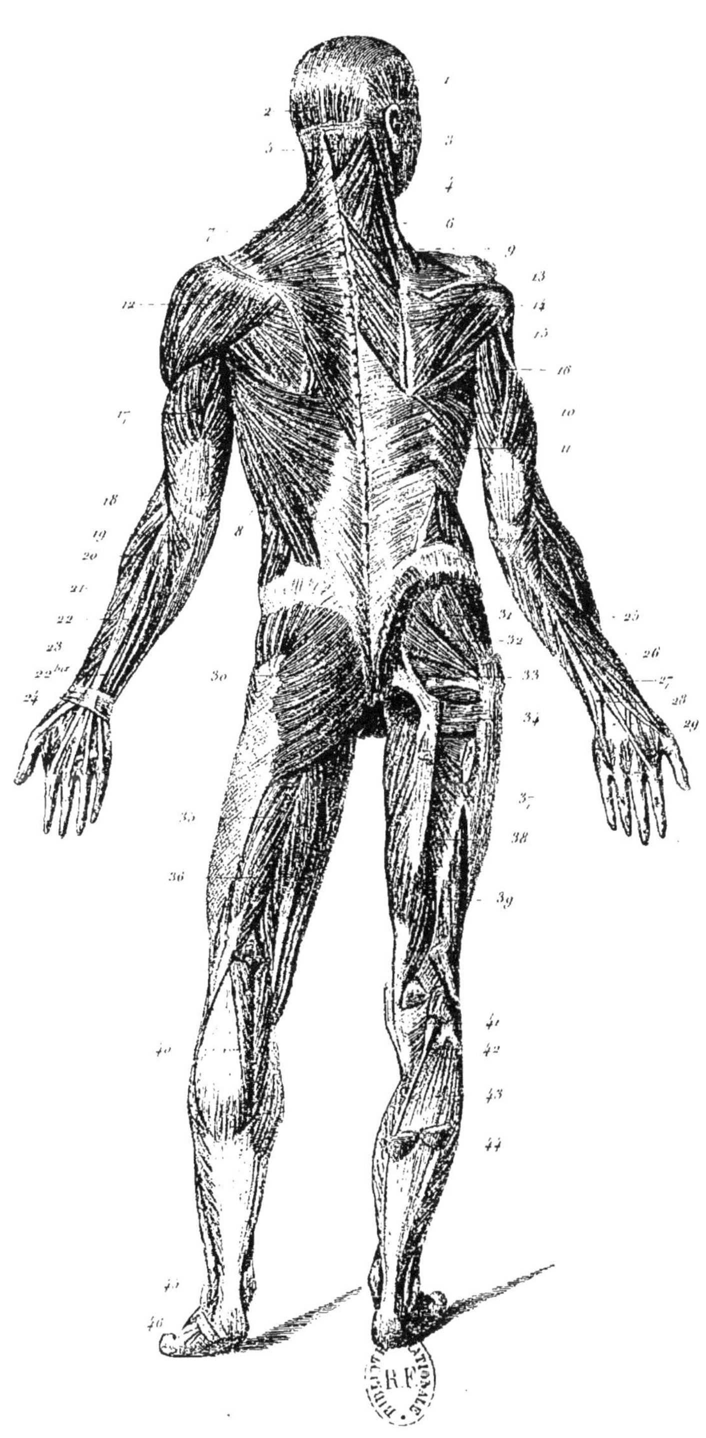

...neillé del. Ch. Carey et Gabriel

PLANCHE VI

Myologie — Système musculaire

Fig. 1. — DIAPHRAGME, MUSCLES PROFONDS DE L'ABDOMEN ET DU BASSIN

Les parois du ventre et les organes contenus dans cette cavité ont été enlevés, afin de mettre ces muscles en évidence. Par l'effet du renversement du tronc en arrière le diaphragme, qui regarde en bas dans la position ordinaire, fait face en avant dans cette figure.

1. Diaphragme : *p g*, pilier gauche; *p d*, pilier droit; *v c*, ouverture pour le passage de la veine cave supérieure; *œ*, ouverture pour le passage de l'œsophage; *a o*, aorte coupée à l'endroit où elle sort de la poitrine. — 2. Psoas. — 3. Petit psoas. — 4. Psoas coupé pour faire voir : — 5. L'iliaque. — 6. Le carré des lombes. — 7. Obturateur externe.

Dans la section des parois abdominales on distingne la coupe des muscles suivants : A. Grand droit de l'abdomen. — B. Grand pectoral. — C. Grand oblique. — D. Petit oblique. — E. Transverse.

Fig. 2. — RÉGION PÉRINÉALE — MUSCLES DU PÉRINÉE

1. Ischio-coccygien. — 2. Releveur de l'anus. — 3. Sphincter de l'anus. — 4. Transverse du périnée. — Ischio-caverneux. — 6. Bulbo-caverneux. — 7. Verge ou pénis. — 8. Testicule.

a. Droit interne. — *b* et *c*, Adducteurs de la cuisse. — *d*. Grand fessier.

Fig. 1.

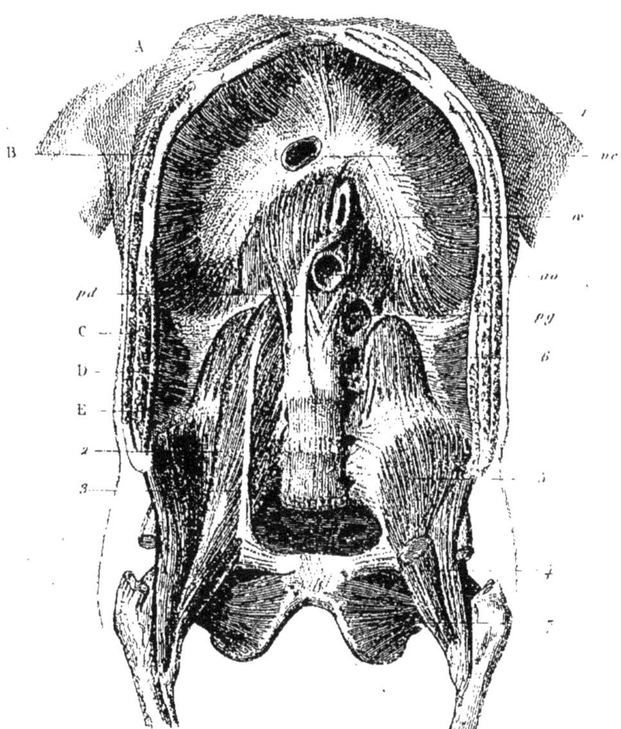

Fig. 2.

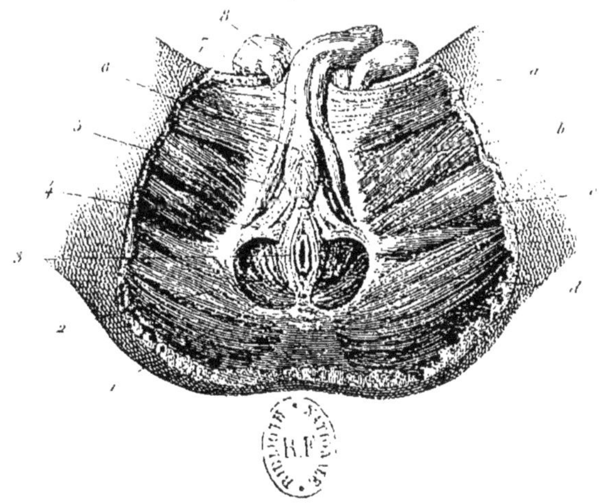

PLANCHE VII

Muscles et organes de déglution et de phonation

Fig. 1. — MUSCLES DE LA LANGUE, DU LARYNX ET DU PHARYNX

La moitié droite de l'os maxillaire inférieur est enlevée pour mettre ces organes à découvert.

1. Muscle lingual. — 2. Génio-glosse. — 3. Hyo-glosse. — 4. Thyroï-hydien. — 5. Crico-thyroïdien. — 6. Constricteur supérieur du pharynx. — 7. Constricteur moyen. — 8. Constricteur inférieur. — 9. Stylo-glosse. — 10. Stylo-hyoïdien. — 11. Stylo-pharyngien.

A. Pharynx. — B. Trachée-artère. — C. Cartilage thyroïde (pomme d'Adam). — D. Os hyoïde. — E. Section de l'os maxillaire inférieur. — F. Section et épaisseur de la lèvre inférieure. — G. Trou auditif externe.

Fig. 2. — FACE EXTERNE DU LARYNX ET DE LA TRACHÉE-ARTÈRE

Ces organes sont vus par leur face antérieure.

1. Os hyoïde. — 2. Cartilage thyroïde. — 3. Muscle thyroïdien. — 4. Membrane thyro-hyoïdienne. — 5. Cartilage cricoïde. — 6. Muscle crico-thyroïdien. — 7, 7. Anneaux de la trachée-artère.

Fig. 3. — INTÉRIEURE DU LARYNX ET DU PHARYNX

Cette figure représente la moitié gauche du larynx, de la luette et du pharynx.

1. Cartilage thyroïde. — 2. Coupe de la partie postérieure de ce même cartilage. — 3. Ventricule du larynx. — 4. Corde vocale. — 5. Intérieur du larynx et de la trachée-artère. — 6. Section des anneaux de la trachée. — 7. Épiglotte. — 8. Os hyoïde. — 9. Membrane thyro-hyoïdienne. — 10. Intérieur du pharynx.

Fig. 4. — ARRIÈRE-BOUCHE; GORGE VUE PAR SA PARTIE POSTÉRIEURE

L'œsophage est ouvert en arrière, et ses parois sont écartées au moyen d'une érigne pour faire voir la position respective des fosses nasales, du voile du palais, de la langue et du larynx.

1, 1. Fosses nasales. — 2. Cloison des fosses nasales. — 3, 3. Ouverture postérieure de la bouche et base de la langue. — 4. Épiglotte et entrée du larynx. — 5. Œsophage ouvert. — 6. Trachée-artère. — 7. Muscle péristaphylin interne. — 8. Muscle constricteur supérieur du pharynx. — 9. Muscle palato-pharyngien. — 10. Muscle palato-staphylin. — 11. Muscle pharyngo-staphylin. — 12. Luette. — 13. Muscles arythénoïdiens. — 14. Muscle crico-arythénoïdien postérieur.

Fig. 1.

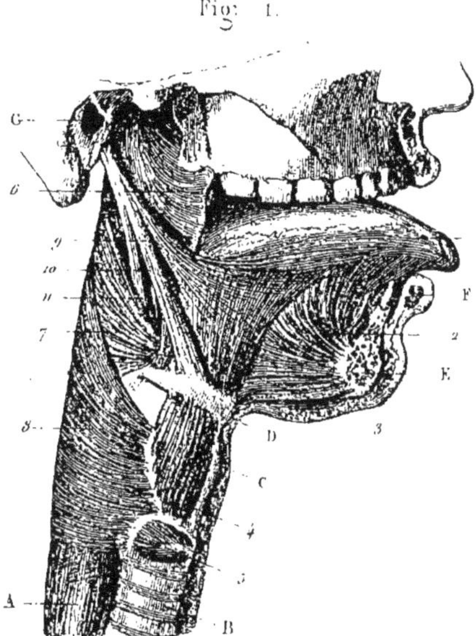

Fig. 2.

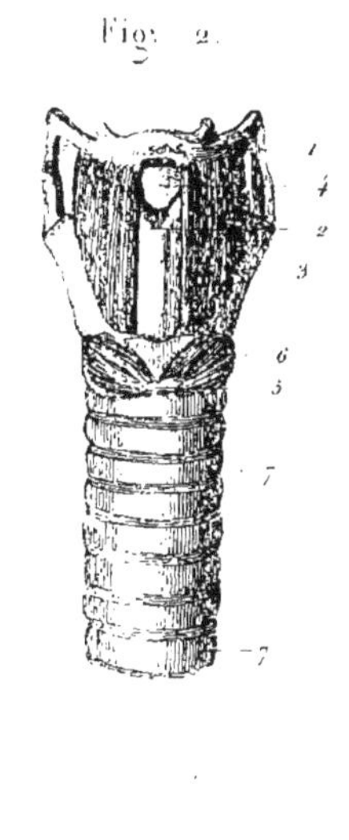

Fig. 3.

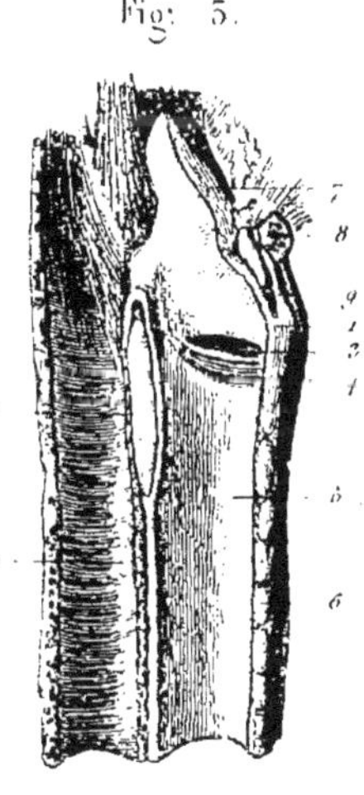

Fig. 4.

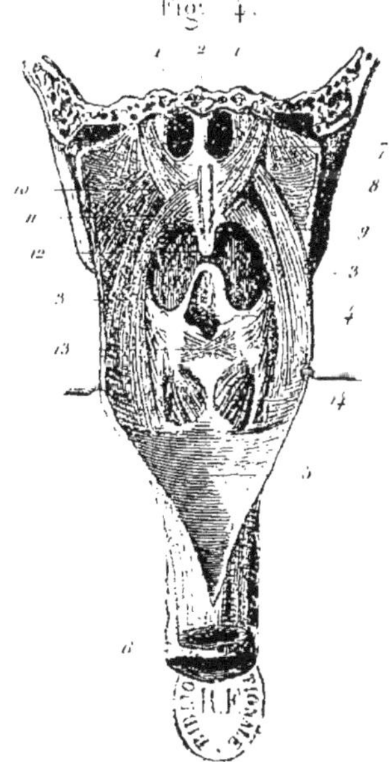

' del. Ch. Carey et Gabriel sc.

PLANCHE VIII

Névrologie — Système nerveux

Fig. 1. — CERVEAU VU PAR SA FACE SUPÉRIEURE

A. Partie antérieure. — B. Partie postérieure : de A à B, Grande scissure longitudinale ou de Sylvius, qui divise la masse cérébrale en deux moitiés égales, appelées : — C. Hémisphère droit. — D. Hémisphère gauche. — *a, a, a, a*. Anfractuosités. — *c, c, c, c*. Circonvolutions cérébrales.

Fig. 2. — CERVEAU (FACE INTÉRIEURE) ET MOELLE ÉPINIÈRE

On voit sur cette figure la naissance des nerfs cérébro-spinaux ou encéphalo-rachidiens.

a. Lobe antérieur du cerveau. — *b*. Scissure de Sylvius. — *c*. Lobe moyen. — *d*. Tubercules cendrés, surmontés de la Tige pituitaire. — *e*. Protubérance cérébrale ou annulaire. — *f*. Lobe postérieur. — *g*. Cervelet. — *h*. Moelle allongée : pyramide antérieure. — *i*. Éminence olivaire. — *k*. Moelle épinière. — *l*. Queue de cheval.

1. Nerf olfactif. — 2. Sillon où loge ce nerf. — 3. Nerf optique. — 4. Nerf moteur oculaire commun. — 5. Nerf pathétique. — 6. Nerf trijumeau. — 7. Nerf moteur oculaire externe. — 8. Nerfs facial et auditif, ou 7e et 8e paires. — 9. Nerf pneumo-gastrique et nerf glosso-pharyngien, ou 9e et 10e paires. — 10. Nerf hypoglosse. — 11. Nerf spinal. — 12. Nerf sous-occipital. — 13, 13, 13. Nerfs spinaux. — 14, 14. Les mêmes, dont la racine antérieure est coupée. — 15, 15. Ligament dentelé.

Fig. 3. — NERFS CÉRÉBRAUX OU ENCÉPHALIQUES SORTANT DU CRANE, LEURS TRAJETS

1. Nerf optique. — 2. Nerf moteur oculaire commun. — 3. Nerf trijumeau : renflement ganglionnaire duquel partent trois branches : — 4. Nerf ophthalmique (1re branche du trijumeau ; il fournit : *a*, le nerf nasal ; *b*, le lacrymal ; *c*, le frontal). — 5. Nerf maxillaire supérieur (2e branche du trijumeau) ; il se termine en *d*, sous le nom de sous-orbitaire. — 6. Nerf maxillaire inférieur (3e branche du trijumeau), il fournit : *e*, le buccal ; *f*, le lingual ; *g*, continuation du nerf, qui forme le dentaire inférieur et sort en *h* par le trou mentonnier ; *i*, rameau massétérin. — 7. Nerf de la 10e paire au sortir du crâne. — 8. Nerf glosso-pharyngien. — 9. Nerf spinal (12e paire, selon les anatomistes modernes). — 10. Nerf pneumo-gastrique ou de la 10e paire proprement dite ; il fournit : *j*, le laryngé supérieur ; *k*, un plexus formé avec des rameaux du laryngé, du pharyngien, du récurrent et des ganglions cervicaux ; *l*, le nerf laryngé inférieur ou récurrent ; *m*, naissance des nerfs cardiaques du pneumo-gastrique ; *n*, division multiple du pneumo-gastrique derrière les bronches et les poumons, qui sont un peu renversés pour faire voir le plexus pulmonaire, formé aussi par l'adjonction de nerfs ganglionnaires ; *o*, pneumo-gastrique enlaçant l'œsophage ; *p*, le même du côté gauche se répandant sur l'estomac ; *q*, le même du côté droit se terminant à l'estomac et dans le plexus solaire. — 11. Nerf hypoglosse. — 12. Ganglion cervical, envoyant des rameaux aux plexus voisins — 13, 13. Ganglions thoraciques. (Voy. Pl. X.)

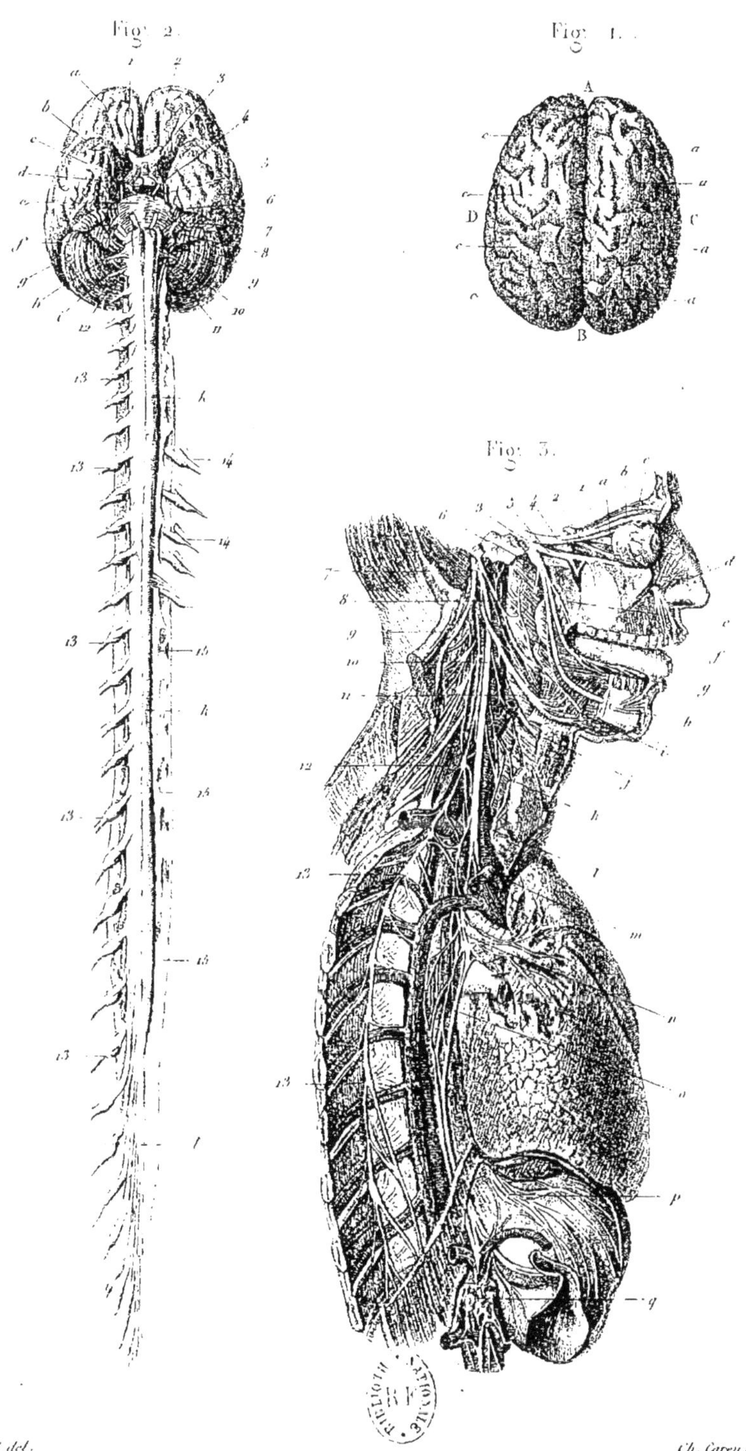

Léveillé del. Ch. Carey et Gabriel sc.

PLANCHE IX

Névrologie — Système cérébro-spinal

NERFS ENCÉPHALO-RACHIDIENS OU CÉRÉBRO-SPINAUX

Les parois abdominales du côté droit et les viscères du bas-ventre sont enlevés pour laisser voir le Plexus lombaire et le Plexus sacré.

1. Nerf sus-orbitaire. — 2. Nerf sous-orbitaire. — 3. Nerf mentonnier. — 4. Nerf facial. — 5. Pneumo-gastrique. — 6. Spinal. — 7. Deuxième nerf cervical (branche postérieure). — 8. Branche moyenne du plexus cervical. — 9. Branche descendante du plexus cervical. — 10. Plexus brachial. — 11. Branche que fournit ce plexus au grand dentelé, etc. — 12. Nerf circonflexe. — 13. Nerf musculo-cutané. — 14. Nerf médian. — 14 *bis*. Division de ce nerf aux doigts. — 15. Nerf cubital. — 16. Arcade profonde du cubital. — 17. Nerf radial. — 18, 18. Nerfs intercostaux. — 19. Plexus lombaire. — 20. Nerf ilio-scrotal. — 21. Nerf génito-crural. — 22. Nerf crural. — 23. Branche inguino-cutanée du crural. — 25. Nerf obturateur. — 26, 26. Nerf saphène interne. — 27. Plexus sacré. — 28. Nerf saphène externe. — 29. Nerf tibial antérieur. — 30 Nerf musculo-cutané de la jambe.

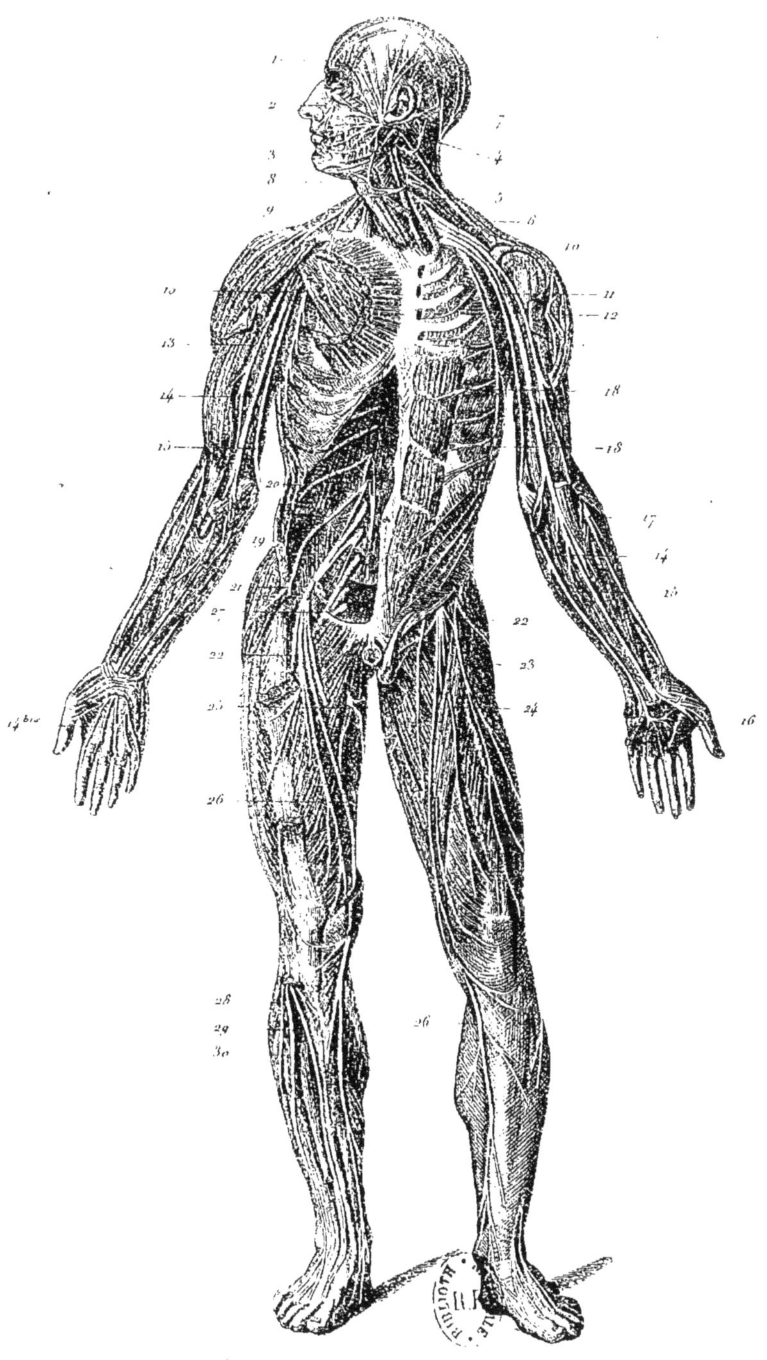

évellé del. C. Carey et Gabriel sc.

PLANCHE X

Névrologie

Fig. 1. — NERF SCIATIQUE ET NERF POPLITÉ

Le membre inférieur droit présente sa face postérieure, préparée de manière à mettre ses nerfs à découvert.

1. Nerf sciatique. — 2. Division du sciatique en poplité interne et poplité externe. — 3. Poplité externe. — 4. Poplité interne. — 5. Division du poplité en Plantaire interne et en Plantaire externe.

Fig. 2. — SYSTÈME GANGLIONNAIRE OU GRAND SYMPATHIQUE

Il faut se figurer une immense quantité de filets nerveux, extrêmement déliés, partant des ganglions et formant des plexus aux organes de nutrition, principalement aux artères.

1. Ganglion cervical supérieur. — 2. Ganglion cervical moyen. — 3. Ganglion cervical inférieur. — 4, 5, 6, 7, 8, 9, 10, 11, 12, 13, 14. Ganglions thoraciques. — 15. Ganglion semi-lunaire. — 16, 17, 18, 19. Ganglions lombaires. — 20. Ganglion sacré. — 21. Rameaux ascendants du ganglion cervical supérieur, lesquels communiquent avec les ganglions céphaliques, qu'on ne voit point sur cette figure. — 22. Rameaux antérieurs de ce même ganglion cervical. — 23. Rameaux faisant communiquer le ganglion avec les nerfs cervicaux. — 24. Racines du Nerf cardiaque supérieur. — 25. Branche de communication entre le ganglion supérieur et le moyen. — 26. Racine du Nerf cardiaque moyen. — 27. Racine du Nerf cardiaque inférieur. — 28. Nerfs cardiaques. — 29. Plexus cardiaque. — 30. Pneumo-gastrique allant à l'estomac, où il concourt à former le — 31. Plexus coronaire stomachique. — 32. Grand nerf splanchnique. — 33. Plexus solaire. — 34. Plexus mésentérique supérieur. — 35. Plexus accompagnant l'aorte dans le ventre. — 36. Plexus mésentérique inférieur. — 37. Plexus hypogastrique.

Fig. 1.

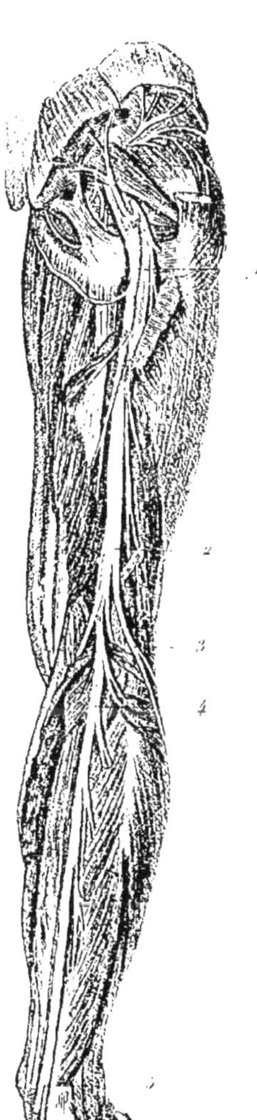

Fig. 2.

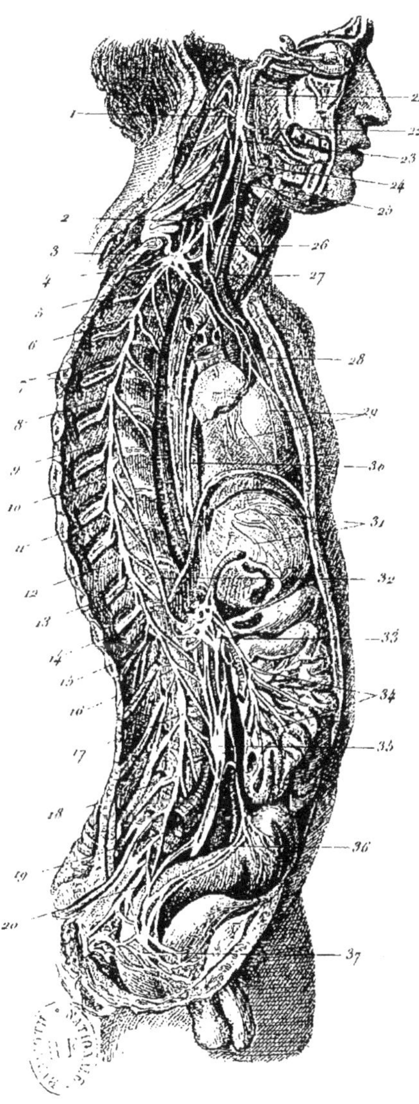

Léveillé del. C. Carey et Gabriel sc.

PLANCHE XI

Organes des sens

A. — *Appareil olfactif.*

Fig. 1 — COTÉ EXTERNE DE LA NARINE GAUCHE

1. Cornet inférieur, — 2. Méat inférieur. — 3. Cornet moyen. — 4. Méat moyen. — 5. Cornet supérieur. — 6. Méat supérieur. — 7. Nerf olfactif, dont les ramifications se répandent dans la muqueuse olfactive. — 8. Canal nasal, dont on a enlevé une partie de la paroi externe pour en faire voir l'intérieur. — 9. Ouverture de la Trompe d'Eustache dans l'arrière-bouche.

B. — *Appareil visuel.*

Fig. 2. — ŒIL VU DE FACE

1. Membrane muqueuse ou Conjonctive. — 2. Cornée. — 3. Pupille, formée par l'iris dont on voit les fibres rayonnantes. — 4. Caroncule lacrymale. — 5. Membrane clignotante. — 6 et 7. Points lacrymaux.

Fig. 3. — MUSCLES DE L'ŒIL

La moitié externe de l'orbite droit est enlevée, afin de mettre ces muscles à découvert.

1. Muscle droit supérieur. — 2. Muscle droit externe. — 3. Muscle droit inférieur. — 4. Muscle petit oblique. (Le grand oblique n'est point visible sur cette figure, mais on voit sa portion réfléchie, sur la gravure.) — 5. Muscle élévateur de la paupière supérieure. — 6. Membrane conjonctive. — 7. Sclérotique, non recouverte par la conjonctive.

Fig. 4. — INTÉRIEUR DE L'ŒIL

Œil grossi, coupé verticalement par la moitié, dans le sens antéro-postérieur.

1. Sclérotique. — 2. Choroïde. — 3 Ligament ciliaire, continuant la choroïde en avant. — 4. Procès ciliaires, continuant la choroïde en arrière. — 5. Rétine. — 6. Membrane hyaloïde. — 7. Corps vitré. — 8. Cornée. — 9. Iris. — 10. Chambre antérieure. — 12. Cristallin. — 13. Division de la Membrane hyaloïde en deux lames qui enveloppent le cristallin. — 14. Canal goudronné ou de Petit. — 15. Nerf optique. — 16. Artère centrale de la rétine. — Canal hyaloïdien.

E. — *Appareil de sécrétion lacrymale.*

Fig. 5. — CONDUITS LACRYMAUX, SAC LACRYMAL

L'œil est dans la cavité orbitaire dépouillée de parties molles; les paupières sont enlevées.

1. Glande lacrymale. — 2. Point et conduit lacrymaux supérieurs. — 3. Point et conduit lacrymaux inférieurs. — 4. Sac lacrymal. — 5. Poulie de réflexion du muscle Grand oblique.

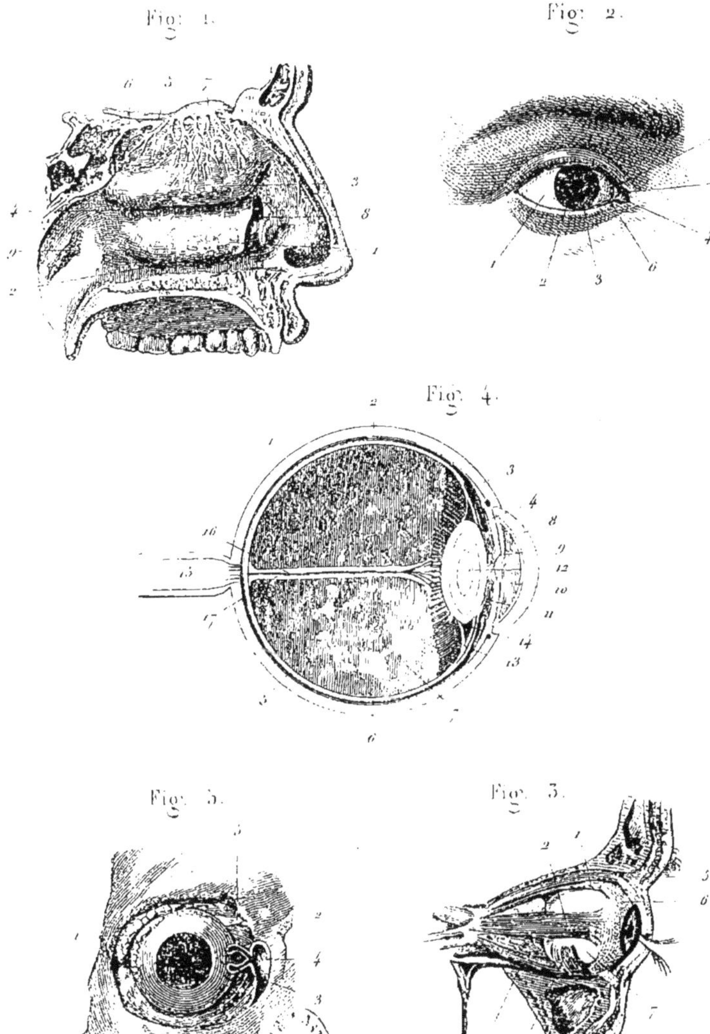

Léveillé del. C. Carey et Gabriel sc.

PLANCHE XII

Organes des sens

A. — *Appareil auditif.*

Fig. 1. — CONDUIT AUDITIF EXTERNE ET TROMPE D'EUSTACHE

1. Conduit auditif externe. — 2. Membrane du tympan. — 3. Trompe d'Eustache. — 4. Ouverture gutturale de la trompe. — 5. Artère carotide interne.

Fig. 1. *bis.* — OREILLE INTERNE, DANS LE ROCHER

1. Nerf auditif. — 2. Nerf facial, coupé pour découvrir le limaçon. — 2 *bis.* Le même nerf après sa section. — 3. Canaux demi-circulaire. — 4. Limaçon. — 5. Rocher. — 6. Apophyse zygomatique. — 7. Artère carotide interne, entrant dans le crâne par le canal carotidien.

B. — *Appareil de gustation*

Fig. 2. — LA LANGUE

1. Papilles coniques. — 2. Lignes formées par les papilles filiformes. — 3. Papilles calicinées disposées en V. — 4 et 5. Glandules de la base de la langue. — 6. Ligaments glosso-épiglotiques.

C. — *Appareil tactile.*

Fig. 3. — LA PEAU ÉTUDIÉE AU MICROSCOPE

1. Derme. — 2. Épiderme, disposé par couches. — 3. Papilles disposées par paires formant les lignes de la peau. — 4. Nerfs d'une papille. — 5. Conduit sudorifère se dégageant entre deux papilles. — 6. Glande et conduit sudorifères vus en entier. — 7. Glande et conduit épidermiques : le conduit s'ouvre dans le sillon intermédiaire aux paires de papilles. — 8. Appareil de sécrétion de la matière colorante de la peau, terminé par une foule de petits conduits. — 9. Vaisseaux absorbants. — 10, 10. Vaisseaux sanguins.

D. — *Système pileux.*

Fig. 4. — POIL D'UN BŒUF FENDU VERTICALEMENT

1. Membrane du follicule. — 2. Vaisseau s'introduisant dans le follicule par son orifice. — 3. Le même, descendant pour aller à la base du poil. — 4. La cavité du poil, dont la base repose sur un petit corps conoïde rougeâtre. — 5. Racine du follicule formée par des fils nerveux. — 6. Poil. — 7. Petits poils. — 8, 8. Follicules sébacés qui garnissent l'entrée du bulbe des poils.

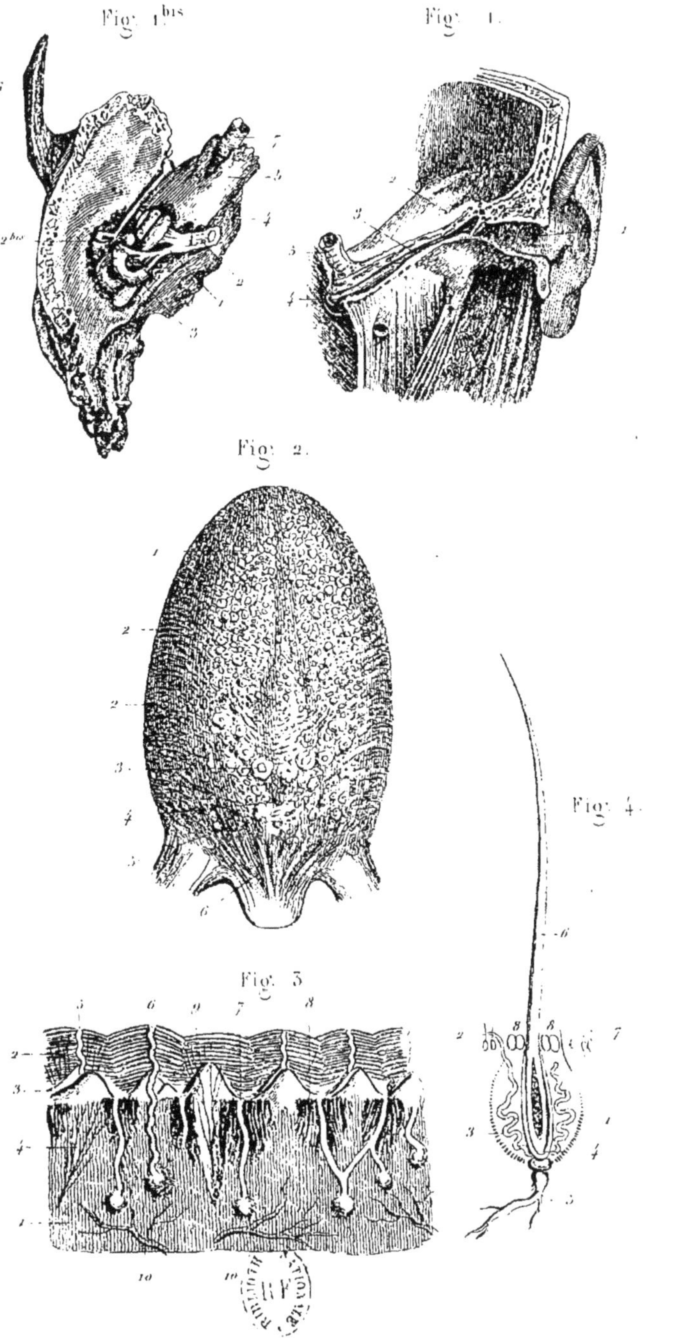

[...]veillé del. *C. Carey et Gabriel sc.*

PLANCHE XIII

Appareils de digestion et de sécrétion biliaire

ESTOMAC, INTESTINS ET FOIE

Une portion de la paroi antérieure de l'estomac, et presque toute celle du duodénum sont enlevées, afin de montrer l'intérieur de ces viscères. Le foie est relevé pour faire voir la vésicule biliaire et le canal cholédoque.

1. Œsophage. — 2. Estomac. — 3. Intérieur de l'estomac. — 4. Valvuve du pylore. — 5. Vue intérieure du Duodénum. — 6, 6, 6, 6. Intestin grêle. — 7. Cœcum, offrant *a* l'appendice cœcal. — 8. Côlon ascendant. — 9. Côlon transverse. — 10. Côlon descendant. — 11. L'S du côlon. — 12. Rectum. — 13. Anus.

a. Foie. — *b*. Vésicule biliaire. — *c*. Conduit cystique. — *d*. Canal hépatique. — *e*. Canal cholédoque. — *f*. Ouverture du canal cholédoque dans le duodénum. — *h*. Ligament suspenseur du foie.

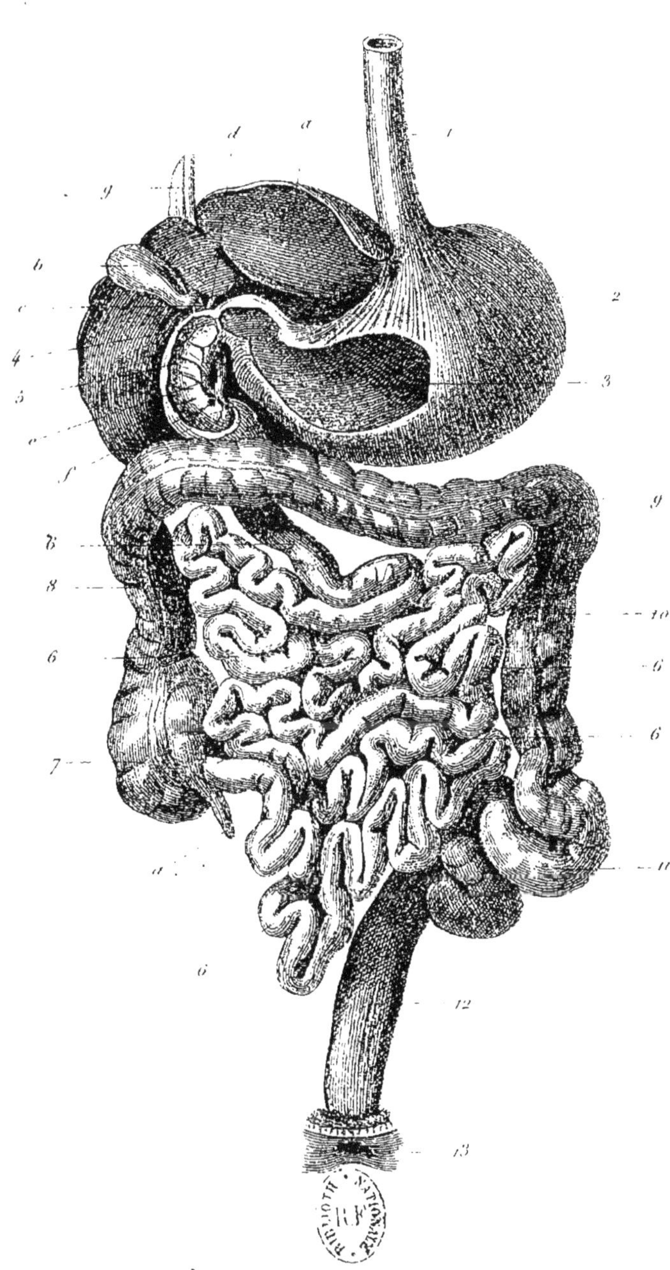

Léveillé del. C. Carey et Gabriel sc.

PLANCHE XIV

Splanchnologie

CADAVRE OUVERT, POSITION RESPECTIVE DES PRINCIPAUX VISCÈRES

La voûte du crâne étant enlevée, on voit le cerveau recouvert par la dure-mère du côté gauche, par l'arachnoïde du côté droit. — Les parois de la poitrine et du ventre étant ôtées, on aperçoit, situés dans leur position normale, les poumons, le cœur, le foie, l'estomac, et les intestins sur lesquels flotte l'épiploon.

1. Hémisphère gauche du cerveau recouvert par la Dure-mère. — 2. Hémisphère droit recouvert par la Pie-mère et l'Arachnoïde, qui dessinent les circonvolutions. — 3. Sinus veineux longitudinal. — 4. Dure-mère détachée et renversée. — 5. Poumon gauche. — — 5 *bis*. Poumon droit. — 6. Péricarde, enveloppant le cœur. — 7, 7. Débris de la plèvre, qui a été enlevée. — 8. Médiastin antérieur, mis à découvert par l'enlèvement du sternum, dont on voit encore l'extrémité inférieure. — 9. Diaphragme. — 10. Foie. — 11. Estomac. — 12. Epiploon. — 13. Intestin grêle. — 14. Côlon. — 15. Vessie. — 16, 16. Débris du péritoine, qui a été enlevé.

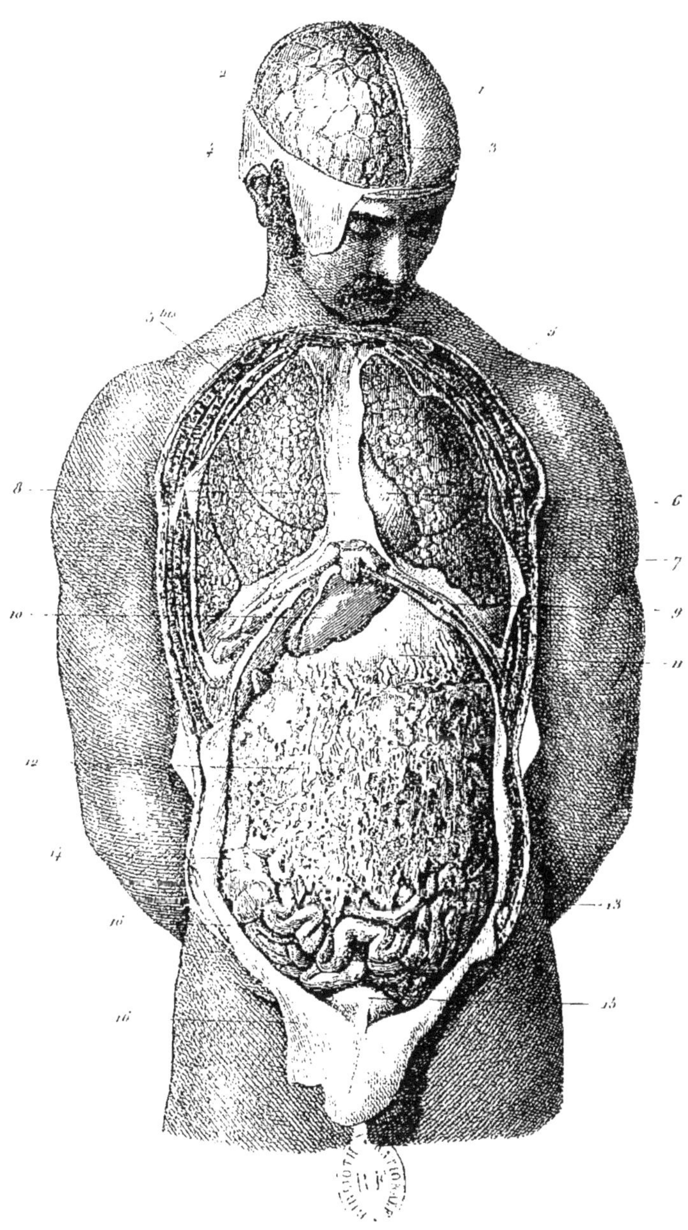

Léveillé del.

C. Carey et Gabriel sc.

PLANCHE XV

Appareils de la respiration et de la circulation

Fig. 1. — POUMONS ET CŒUR

Positions respectives de ces organes. Les poumons qui, dans leur position normale, cachent en avant le cœur presque tout entier, sont écartés au moyen de deux érignes pour découvrir cet organe central de la circulation.

1. Trachée-artère : les bronches, qu'elle forme en se divisant sont cachées presque entièrement par les vaisseaux ; on voit cependant, 1 *bis*, la bronche droite. — 2. — Poumon droit. — 3. Poumon gauche. — 4. Cœur. — 5. Veine cave supérieure, formée par *vs*, *vs*, les veines sous-clavières, et *vj*, *vj*, les veines jugulaires. — 5 *bis*. Veine cave inférieure. Les deux veines caves aboutissent à *o d*, l'oreillette droite, laquelle communique avec *v d*, le ventricule droit. — 6. Artère pulmonaire, naissant du ventricule droit et se subdivisant dons les poumons. — 7, 7. Veines pulmonaires, se rendant à *o g* l'oreillette gauche, qui communique avec *v g*, le ventricule gauche. — 8. Artère aorte, naissant du ventricule gauche et fournissant, à sa crosse : *b c*, l'artère brachio-céphalique, laquelle se divise en : *a s*, artère sous-clavière, et *a c*, artère carotide ; *a c'* artère carotide gauche ; *o s'*, artère sous-clavière-gauche. — 9. Aorte descendante.

Fig. 2. — CAVITÉS DU CŒUR ET GROS VAISSEAUX

Le cœur est coupé perpendiculairement par la moitié, et l'on voit l'intérieur des oreillettes et des ventricules. L'artère pulmonaire et l'aorte sont ménagés.

1. Veine cave supérieure. — 2. Intérieur de l'oreillette droite. — 3. Intérieur du ventricule droit. — Artère pulmonaire. — 5, 5. Veines pulmonaires. — 6. Intérieur de l'oreillette gauche. — 7. Intérieur du ventricule gauche. — 8. Aorte. — 9. Tronc brachio-céphalique. — 10. Artère carotide gauche. — 11. Artère sous-clavière.

Fig. 3. — MOITIÉ POSTÉRIEURE ET INTERNE DU CŒUR

1. Oreillette droite. — 2. Ventricule droit. — 3. Oreillette gauche. — 4. Ventricule gauche. — 5. Cloison inter-auriculaire. — 6. Cloison inter-ventriculaire. — 7. Orifice auriculo-ventriculaire droit. — 8. Orifice auriculo-ventriculaire gauche.

Fig. 1.

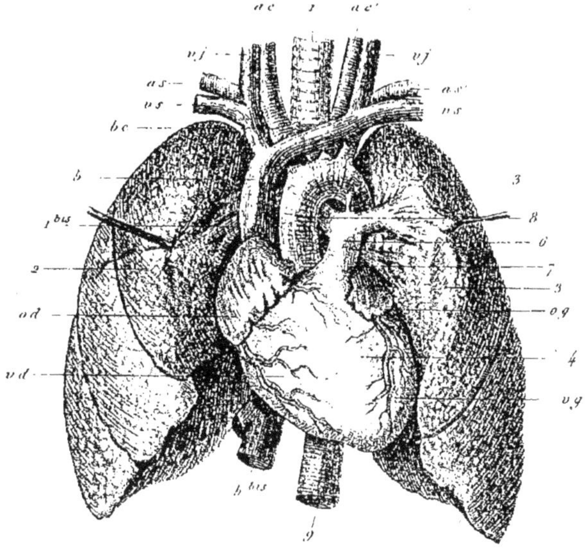

Fig. 3. Fig. 2.

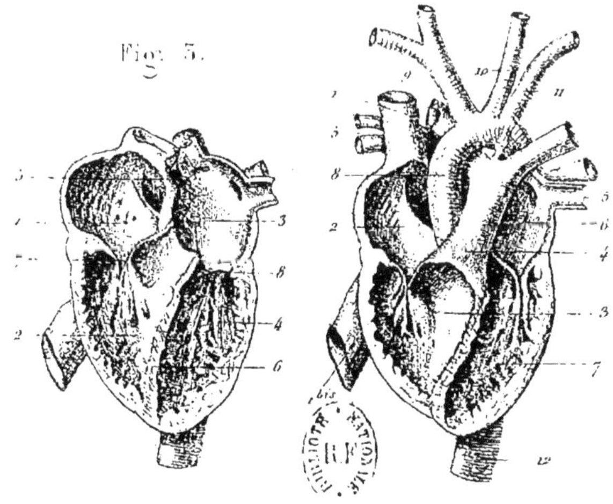

Léveillé del. C. Carey et Gabriel sc.

PLANCHE XVI

Artériologie — Système artériel dans son ensemble

Les artères principales sont seules représentées; mais il faut admettre par la pensée des divisions et subdivisions de ces vaisseaux en nombre indéfini et de plus en plus déliées.

1. Aorte, formant la Crosse. — 2. Artère ou Tronc brachio-céphalique. — 3. Carotide primitive droite, naissant du tronc brachio-céphalique. — 4. Carotide primitive gauche, naissant de la Crosse de l'aorte. — 5. Carotide externe, fournissant : *a* la faciale, *b* la temporale, *c* l'occipitale. — 6. Carotide interne. — 7. Sous-clavière gauche naissant de l'aorte. — 8. Vertébrale, naissant de la sous-clavière. — 9. Axillaire. — 10. Humérale ou brachiale. — 11. Radiale. — 12. Cubitale. — 13. Inter-osseuse. — 14. Arcade palmaire. — 15, 15. Intercostales, naissant de l'aorte descendante ou pectorale. — 16. Tronc cœliaque, duquel naissent: — 17. l'Hépatique; — 18. la Coronaire stomachique; — 19. la Splénique. — 20. Rénale. — 21. Mésentérique supérieure. — 21 *bis*. Mésentérique inférieure. — 22. Lombaire. — 23. Uretère (conduit de l'urine). — 24. Artère iliaque primitive. — 25. Iliaque externe. — 26. Iliaque interne. — 27. Circonflexe. — 28. Epigastrique. — 29. Crurale, sortant de l'anneau du même nom. — 30. Musculaire profonde. — 31. Point où la crurale traverse l'anneau du grand adducteur. — 32. Poplitée. — 33. Tibiale postérieure. — 34. Tibiale antérieure. — Pédieuse.

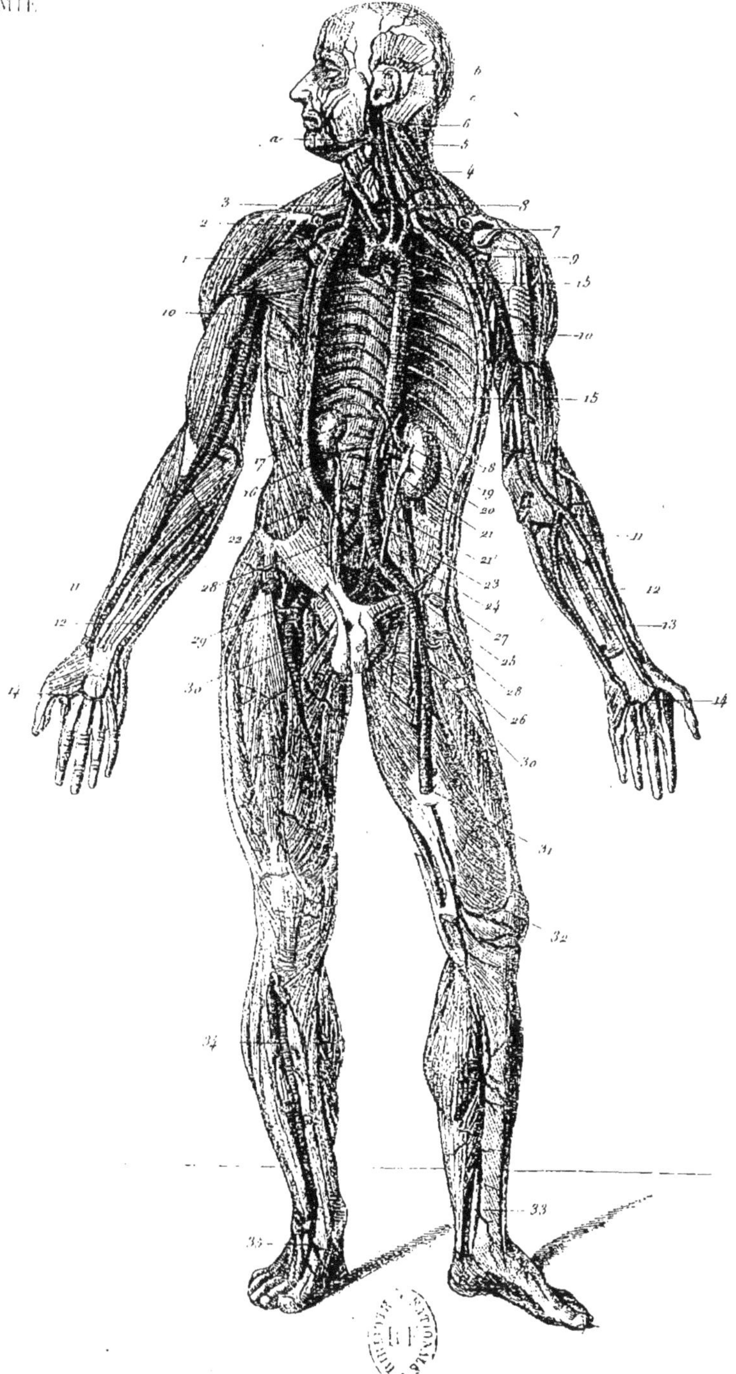

Léveillé del. C. Carey et Gabriel sc.

PLANCHE XVII

Veinologie — Système veineux dans son ensemble

Même remarque que pour les artères : sont seules indiquées les veines très apparentes.

v c s. Veine cave supérieure. — *v c i*. Veine cave inférieure. — *v a*. Veine azygos, reliant les deux veines caves qui vont aboutir à l'oreillette droite du cœur. — *p a*. Petite veine azygos, se jetant dans la Grande azygos.

La Veine cave supérieure résulte des veines suivantes (n°s 1 à 20) — 1. Temporales. — 2. Occipitales. — 3. Jugulaire externe. — 4. Jugulaire interne. — 5. Jugulaire antérieure. — Thyroïdienne. — 7. Radiales. — 8. Cubitales. — 9. Médiane commune. — 10. Médiane céphalique. — 11. Médiane basilique. — 12. Céphalique. — 13. Basilique. — 14. Céphalique pénétrant dans la sous-clavière. — 15, 16, 17, 18. Veines profondes du bras, accompagnant les artères qui leur donnent leurs noms. — 19. Veine axillaire. — 20. Sous-clavière.

La Veine cave inférieure résume toutes celles des parties inférieures : — 21. Pédieuse. — 22. Commencement de la Saphène interne. — 23 et 25. Saphène interne. — 25. Veines superficielles de la cuisse, se jetant, avec la saphène, dans la crurale. — 26, 27, 28, 29. Veines satellites des artères de la jambe et de la cuisse. — 30. Veine crurale. — 31. Iliaque interne. — 32. Iliaque primitive. — 33. Rénale.

La Grande veine azygos reçoit les Intercostales du côté droit ; — la Petite azygos reçoit les Intercostales gauches.

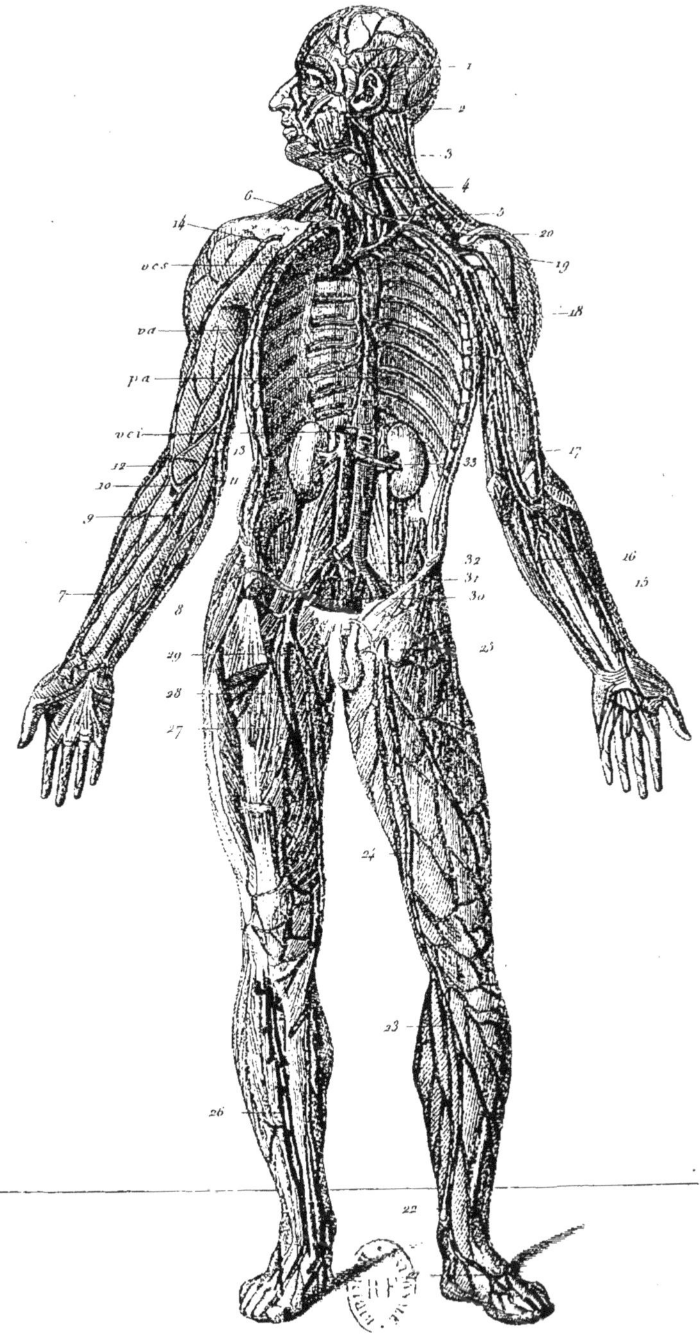

Léveillé del. C. Carey et Gabriel sc.

PLANCHE XVIII

Système lymphatique

VAISSEAUX ET GANGLIONS LYMPHATIQUES

Il n'y a de représenté sur cette figure que ce qu'il faut pour donner une idée de la disposition générale du système. On doit se figurer une immense quantité de très petites lignes blanches, flexueuses, qui s'anastomosent mille et mille fois en recouvrant les organes.

c t. Canal thoracique. — *p c.* Petit canal thoracique ou Grande veine lymphatique : ces deux troncs sont le résumé de tous les vaisseaux lymphatiques. (Ceux du bras droit, de la moitié droite du cou et de la tête, et ceux du côté droit de la poitrine forment le Petit canal thoracique; les autres forment le Canal thoracique proprement dit.)

1. Vaisseaux et ganglions de la tête et du cou. — 2. Ganglions du cou. — Lymphatiques superficiels de l'avant-bras. — 4. Lymphatiques superficiels du bras. — 5, 6. Lymphatiques profonds du membre supérieur. — 7. Ganglions axillaires. — 8, 9, 10. Lymphatiques superficiels du membre inférieur. — 11. Ganglions superficiels de l'aine. — 12, 13. Lymphatiques profonds du membre inférieur. — 14. Ganglions profond de l'aine. — 15. Ganglions du tronc, auxquels aboutissent les lymphatiques des viscères du bas-ventre, etc.

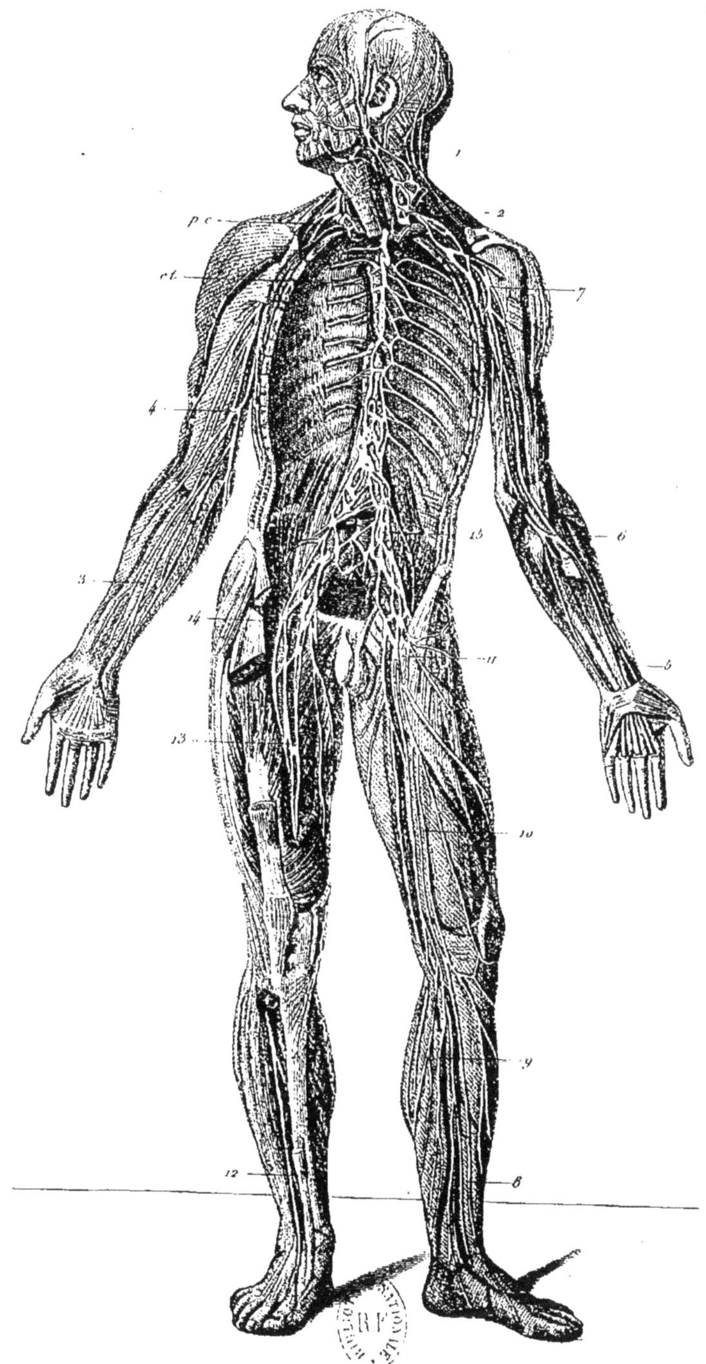

Léveillé del. C. Carey et Gabriel sc.

PLANCHE XIX

Appareil génito-urinaire

Fig. 1. — ORGANES GÉNITO-URINAIRES DE L'HOMME

Cette figure représente la moitié droite du bassin. La vessie et le rectum sont intacts, mais un côté du scrotum est enlevé, ainsi que le corps caverneux gauche jusqu'au gland. Le rein manque pour compléter l'appareil urinaire.)

1. Uretère. — 2. Vessie. — 3. Cordon ligamenteux dû à l'ouraque oblitéré après la naissance. — 4. Testicule enveloppé de ses membranes propres. — 5. Cordon spermatique. — 6. Artère et veine spermatiques. — 7. Canal déférent. — 8. Vésicule séminale gauche — 9. Prostate. — 10. Canal de l'urèthre, dont la paroi externe est enlevée. — 11. Verge ou Pénis. — 12. Cloison qui sépare les deux Corps caverneux.

A. Intestin grêle. — B. Rectum. — C. Vaisseaux iliaques primitifs.

Fig. 2. — ORGANES GÉNITO-URINAIRES DE LA FEMME

Moitié droite du bassin : la vessie, le vagin et le rectum sont divisés de haut en bas ; la moitié du côté droit reste : on voit sa face interne.

1. Vessie. — 2. Canal de l'urèthre. — 3. Clitoris. — 4. Grandes lèvres. — 5. Entrée du vagin — 6. Cloison recto-vaginale. — 7. Cloison vésico-vaginale. — 8. Col de la matrice. — 9. Matrice. — 10. Trompes de Fallope. — 11. Ovaire, du côté droit.

Fig. 1

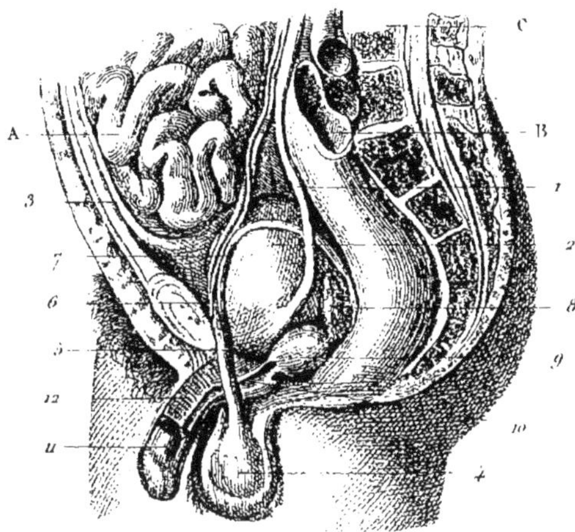

Fig. 2.

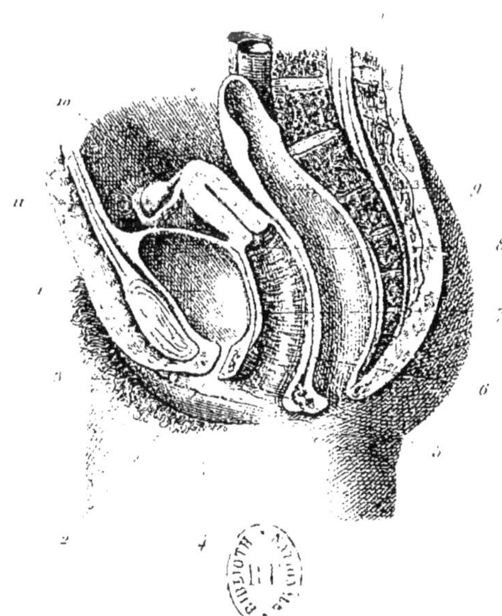

Léveillé del. Ch. Carey et Gabriel.

PLANCHE XX

Anatomie du fœtus

ORGANES DE NUTRITION ET DE CIRCULATION FOETALES

Nouveau-né avec son placenta. Les parois de la poitrine et du ventre sont enlevées ; le foie est relevé au moyen d'une érigne. On voit le cœur et les poumons, l'aorte, les vaisseaux du cordon, les veines caves et la veine porte.

1. Placenta (face fœtale) : *a* partie recouverte par le chorion ; *b* partie privée du chorion pour faire voir les vaisseaux ; *c*, débris des membranes de l'œuf. — 2, 2, 2. Racines de la veine ombilicale. — 3. Veine ombilicale. — 4. Ouverture ombilicale, laissant passer les vaisseaux du cordon. — 5 Veine ombilicale se rendant au foie. — 6. Branche de l'ombilicale, pénétrant dans cette glande. — 7. Veine porte, s'anastomosant avec la Veine ombicale. — 8. Canal veineux. — 9. Point où le canal veineux se jette dans la Veine cave inférieure. (La Veine hépatique ne se voit point sur cette figure.) — 10. Oreillette droite du cœur. — 11. Artère pulmonaire : on voit le commencement des deux branches qu'elle envoie aux poumons et qui sont petites chez les fœtus. — 12. Canal artériel. — 13. Point où le canal artériel se jette dans l'aorte. — 14. Aorte abdominale. — 15. Division de l'aorte en Iliaques primitives. — 16. Division de chaque iliaque primitive en iliaques interne et externe, lesquelles sont très peu développées chez le fœtus. — 17 et 18. Artères ombilicales, naissant de l'iliaque. — 19. Artères ombicales formant le Cordon ombilical avec la veine de même nom. — 20, 20, 20. Ramifications des artères ombicales dans le placenta.

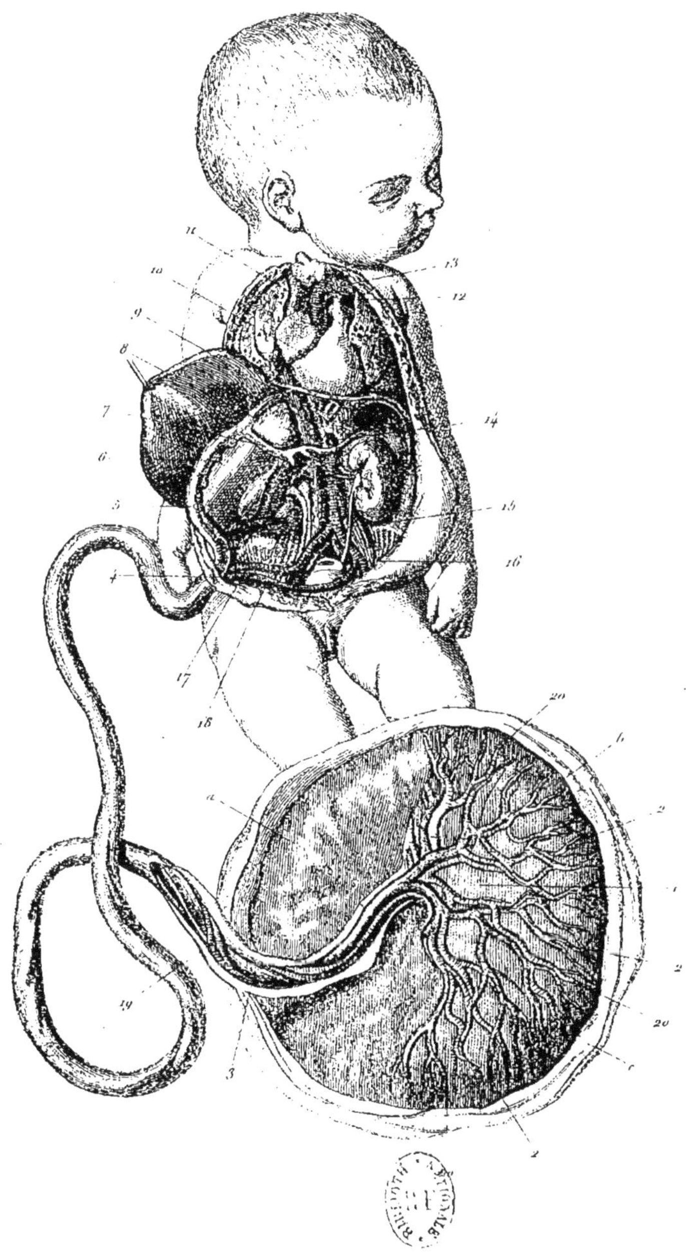

...eillé del. C. Carey et Gabriel sc.

PRÉCIS

D'ANATOMIE ARTISTIQUE

L'art serait-il indéfinissable, que ses formules sans nombre dans les dictionnaires, résultent d'une conception différente de la chose. Quoi qu'il en soit, nous avons choisi parmi ces formules celle qui nous semble convenir plus spécialement pour ce petit travail, et que voici :

« L'art est la reproduction du beau sous une forme extérieure qui affecte les sens. » (Lamennais.)

En effet, décrire les formes du corps humain au point de vue sculptural, telle est ici notre tâche. Malheureusement, nous ne pourrons qu'effleurer le sujet dans ce court aperçu.

Nous le diviserons comme suit : 1° Esquisse générale et proportions; 2° formes de la tête; 3° formes du cou; 4° formes du tronc; 5° formes des membres supérieurs; 6° formes des membres inférieurs; 7° aspect de la surface extérieure.

ESQUISSE GÉNÉRALE DES PROPORTIONS

De tout temps on a essayé de renfermer le corps humain dans des figures géométriques. Cette pratique est mauvaise, parce qu'elle a le grave inconvénient de faire croire que l'on peut remplacer l'étude raisonnée de la nature par l'usage de la règle et du compas. A cet égard, ce qu'il y a de plus général et de plus admissible, c'est de montrer que l'Homme et la Femme se distinguent physiquement par ce trait, que, si l'on trace la figure de leur corps respectif entre deux lignes parallèles, le bassin et les épaules du premier y seront compris, tandis que le bassin de la seconde déborde un peu et que ses épaules rentrent. Au reste, quelques lignes flexueuses très simples peuvent rappeler la forme du corps humain vu de face, de profil, de dos, comme le prouve le crayon de certains caricaturistes.

Mais l'important est de déterminer les proportions des diverses parties, considérées dans le type exemplaire le plus parfait. Divers auteurs, soit anatomistes ou artistes, s'y sont appliqués avec plus ou moins de succès; mais les règles généralement adoptées et que l'on suit dans les écoles, sont celles qu'a posées dans son *Livre de la perspective* Jean Cousin, peintre, sculpteur et graveur, mort en 1560.

Naturellement, pour mesurer il faut un terme de comparaison. Or, pour estimer la hauteur du corps et la longueur des membres, la *tête* a été choisie; c'est le *nez*, autrement sa longueur, dite *partie* qui l'a été pour les autres régions.

MESURES DU CORPS DE HAUT EN BAS

Le corps a pour longueur totale	8 têtes.
De la partie inférieure du menton au mamelon	1 —
Du mamelon au nombril	1 —
Du nombril aux parties génitales	1 —
Des parties génitales à la partie moyenne de la cuisse	1 —
Du milieu de la cuisse au genou	1 —
Du genou au-dessous du mollet	1 —
De dessous le mollet au talon	1 —

MESURES DU TRONC EN AVANT

Des épaules aux parties génitales	3 têtes.
Des épaules au mamelon	1 —
Du mamelon au nombril	1 —
Du nombril aux parties génitales	1 —
D'une épaule à l'autre	2 —
D'un trochanter à l'autre	2 1/2

MESURES DES MEMBRES

De l'extrémité du doigt médius d'une main à la même extrémité de la main opposée, lorsque les bras sont étendus	8 têtes.
De l'articulation de l'épaule à celle du poignet	2 —
Du poignet à l'extrémité du médius	1 —
Des parties génitales à la plante du pied	4 —

MESURES DE LA TÊTE

Du sommet de la tête à la racine des cheveux	1 partie.
De la naissance des cheveux à la racine du nez	1 —
De la racine du nez à la partie inférieure du menton	1 —

MESURES DU POIGNET ET DE LA MAIN

Du poignet à l'extrémité des phalanges	4 parties
Le poignet seul	1 partie
La main et les phalanges	3 —

Le pouce se termine au niveau de la partie moyenne de la première phalange de l'indicateur.

L'indicateur se termine au niveau de la partie moyenne de la dernière phalange du médius.

L'annulaire se termine au niveau du tiers supérieur de cette même phalange.

L'auriculaire s'étend jusqu'à la dernière articulation de l'annulaire

MESURES DU PIED

Longueur totale du pied	4 parties

Le petit orteil prend naissance au dernier tiers de la troisième partie, et ne dépasse pas la moitié de la phalange du gros orteil.

Les orteils suivants augmentent progressivement de la longueur de l'ongle.

On divise encore le pied en trois parties, égales chacune au diamètre du bas de la jambe.

MESURES DE LONGUEUR ET D'ÉPAISSEUR

La ligne qui passe devant les yeux est divisée en cinq parties dont les yeux occupent la deuxième et la quatrième, et le nez la troisième.

Sur le milieu de la troisième ligne qui partage la hauteur de la face, le nez occupe un espace égal à la largeur de l'œil.

La bouche a un œil et demi de largeur.

L'oreille s'étend de la ligne des yeux jusqu'à celle du nez. Sa largeur n'est que la moitié de sa longueur.

Le cou, au niveau de la ligne du nez, a une demi-tête ou deux parties de largeur ; tout à fait en bas, il est deux fois aussi large.

D'une épaule à l'autre. . . . . . 4 parties

LE CORPS VU DE PROFIL

De l'épaule au niveau du mamelon.	5 parties
Au niveau du nombril.	4 —
Au-dessous de la fesse.	4 1/2

LE MEMBRE SUPÉRIEUR A EN LARGEUR

Au niveau du coude en avant. .	1/3 tête.
Au poignet.	1 partie.
A l'articulation.	3/4 —

LE MEMBRE INFÉRIEUR OFFRE TRANSVERSALEMENT

A la hauteur des parties génitales.	3 parties
Au milieu du membre.	2 2/3
Au genou.	1 3/4
A la hauteur du mollet	2 1/4
Sous le mollet.	1 3/4
Au-dessous de la cheville	1 partie

DIFFÉRENCES CHEZ LA FEMME

Longueur totale du corps.	8 têtes
moins	1 partie.
D'une épaule à l'autre	6 parties
A la ceinture.	5 —
D'une hanche à l'autre.	8 —

CHEZ L'ENFANT

Longueur totale :	de 3 à 4 ans. . .	5 1/2 têtes.
	de 8 à 9 ans. . .	6 —
	de 12 à 15 ans. .	6 1/2 —
	de 15 à 17 ans. .	7 —

Chez l'enfant de trois ans environ la hauteur totale est donc de 5 têtes dont :

Du sommet de la tête aux parties génitales.	3 têtes.
Du mamelon au nombril 3 parties et demie de la tête.	
Du nombril au pli inférieur du ventre	1/2 tête.
Le pied mesure la distance qui sépare la naissance des cheveux de la bouche.	
Longueur de la main : 2 parties et demie de la tête.	
Diamètre des épaules	1 tête.
Diamètre de la ceinture. . . .	—
Diamètre des hanches.	—

FORMES DE LA TÊTE

Le *front*, dans la belle nature, a de larges proportions; la surface en est plus ou moins bombée, offrant de légères bosses au-dessus des orbites. Les sourcils forment deux arcades qui dépassent en dehors les arcades orbitaires; une dépression aboutissant à la racine du nez les sépare. Les tempes sont limitées, en haut par la ligne courbe du temporal, ligne très accentuée près de l'orbite et qui se dessine en sillon lorsque le muscle temporal est volumineux et qu'il se contracte fortement.

Le *nez* équivaut à la 4e partie de la tête; son extrémité inférieure, plus ou moins pointue, arrondie ou tronquée paraît divisée en deux lobes ou lobules correspondant aux deux cartilages; ses deux ouvertures regardent un peu en dehors, parce que la cloison qui les sépare descend plus bas que les ailes. Le dos du nez a une forme, une épaisseur et une direction variables comme l'on sait.

La *bouche* est circonscrite par les lèvres, dont l'épaisseur varie suivant les sujets. La supérieure présente, à sa partie moyenne, une sorte de gouttière dont les bords, un peu saillants, aboutissent à la cloison nasale; l'inférieure en présente une aussi qui se perd dans la gouttière transversale du menton. L'extrême mobilité des lèvres est connue de tous.

Le *menton* offre un sillon transversal dû à la résistance du tissu cellulaire placé entre la peau et l'os, et qui le sépare de la lèvre inférieure. La fossette, au-dessous, due à pareil tissu, est surtout manifeste chez les personnes un peu grasses.

Les *paupières* encadrent l'œil, qu'elles recouvrent en partie. L'inférieure s'allonge fort peu, et présente souvent une sorte de gouttière, qui devient surtout manifeste à la suite d'excès de plaisir ou de fatigue.

Quant aux *yeux*, si l'on mène une ligne droite par les commissures internes des paupières, cette ligne ne coupe pas les angles externes de ces voiles parce qu'ils sont un peu plus élevés.

A remarquer aux *joues* la saillie de l'os de la pommette ; au-dessous le creux qui, chez les sujets maigres, est très prononcé ; plus bas et sur le côté, la surface plane qui se creuse par l'absence des dents ; au-dessus de ce plan la saillie de l'arcade zygomatique, très accentuée chez les phtisiques, etc.

L'*oreille*, immobile, se dessine telle qu'elle se présente. Derrière, est l'apophyse mastoïde, dont le sommet est presque effacé par l'insertion du muscle cleïdomastoïdien.

Les mouvements de la *face* sont extrêmement variés ; ils lui communiquent ses impressions si mobiles et si difficiles à rendre par le pinceau, le burin ou le ciseau. Lavater en a tenté l'étude, qui se trouve exposée sommairement tome I, page 205 de l'*Anthropologie*.

FORMES DU COU

Le *cou* présente sur la ligne médiane antérieure la saillie du cartilage thyroïde, saillie moins prononcée chez la femme que chez l'homme. Au-dessous, léger renflement dû au corps thyroïde, lequel acquiert quelquefois un développement considérable (goître). Plus bas encore est un creux tantôt insensible, tantôt prononcé, formé et limité par les muscles sterno-mastoïdiens, qui figurent un V (fosse sus-sternale). Du reste, on devine que les formes du cou se modifient dans les mouvements de cette région.

Ainsi lorsque l'occiput s'incline en arrière, la peau et les muscles de la partie antérieure se tendent, et le larynx forme une saillie plus ou moins marquée qui fait paraître encore plus creuse la fosse sus-sternale. Le méplat triangulaire qui sépare les deux faisceaux du sterno-cléido-mastoïdien est lui-même plus apparent, parce que ces muscles, tendus, soulèvent la peau. Par contre, les muscles de la partie postérieure du cou, racourcis par rétraction, se plissent et font faire des rides transversales aux téguments.

FORMES DU TRONC

Le *tronc*, face antérieure, présente en haut les clavicules, dont les 2/3 internes sont convexes et le reste concave. Leurs deux extrémités ne sont pas sur le même plan, l'externe étant plus élevée. A remarquer : la dépression sus-claviculaire ; le sillon du sternum, rendu encore plus accentué par le développement des pectoraux ; puis le creux de l'estomac, dessiné par les cartillages costaux ; puis les muscles droits et le sillon vague qui les sépare de haut en bas. — La région postérieure présente l'épine dorsale (rachis), d'autant moins saillante que le sujet est plus gras ; en bas la masse des muscles sacro-lombaires. Les scalènes, le grand dorsal, le grand oblique, le grand pectoral,le deltoïde, etc., sont intéressants à étudier pour l'artiste, qui aura à rendre ensuite les diverses modifications de formes dues aux mouvements du tronc.

La surface du grand dorsal, chez les sujets maigres, est accidentée par les saillies des côtes et les dépressions intercostales. Au niveau de l'angle inférieur de l'omoplate, il existe une saillie due à cet angle osseux, à la portion du grand dorsal qui le recouvre, aux muscles trapèze et rhomboïde qui s'y insèrent.

Le creux de l'aiselle (région latérale), est caché par le bras pendant; mais il devient très apparent quand ce membre s'élève, étant dessiné par le bord inférieur du grand pectoral, les grand et petit ronds en arrière, muscles qui forment deux bords arrondis et volumineux, allant s'insérer à la partie supérieure de l'humérus.

FORMES DES MEMBRES SUPÉRIEURS

Face antérieure, Pl. IV.

Le *bras* commence à l'épaule, où l'on remarque l'éminence formée par l'extrémité de la clavicule et de l'acromion ; puis le relief du deltoïde ; plus bas la saillie ovalaire du biceps, qui va se terminer au pli du coude. A l'*avant-bras*, après le coude, deux masses musculaires, deux reliefs oblongs dont le volume diminue en approchant du poignet, et entre lesquels règne un méplat où se dessine en bas les tendons du grand et du petit palmaire.

Face postérieure, Pl. V.

A la partie postérieure du bras, le muscle triceps forme une saillie allongée depuis bord postérieur du deltoïde jusqu'à la partie moyenne du membre, où il se convertit en un plan prolongé qui embrasse l'apophyse olécrane; celle-ci offre une éminence anguleuse quand l'avant-bras est fléchi, et elle s'efface, fait même place à une petite fossette chez les sujets potelés, lorsque ce membre s'étend.

Le modelé des muscles du membre supérieur comme aussi de l'inférieur s'accentue par leur contraction. Celle-ci fait en même temps gonfler les veines qui paraissent alors bleuâtres. (Pl. XVII.)

FORME DES MEMBRES INFÉRIEURS

Face antérieure, Pl. IV.

A la partie antérieure de la *cuisse*, le muscle droit forme un beau relief, déprimé en haut entre le couturier et le tenseur du fascia lata, et en bas, près de la rotule, au niveau de son aponévrose, que bordent les saillies du vaste interne et du vaste externe, ou triceps crural. — Au méplat du tendon du droit antérieur de la cuisse succède la rotule dont la saillie triangulaire, à bords arrondis, se continue avec le tendon de ce muscle par sa base, avec le ligament ou tendon rotulien par son sommet.

La *jambe* présente en avant et au milieu la crête du tibia ; en dedans de cette crête est le méplat formé par la face tibiale interne; plus en arrière on aperçoit le relief du jumeau interne, et au-dessus celui du soléaire, entre lesquels existe un sillon oblique de haut en bas et de dehors en dedans; au côté externe de cette même crête du tibia sont les plans des muscles jambier antérieur, péroniers, long extenseur commun des orteils et long extenseur du gros orteil. — Les veines du membre inférieur sont importantes à observer et à rendre, et la Pl. XVII en indique la disposition exagérée.

Face postérieure, Pl. V.

Vue par derrière, la cuisse présente une large surface convexe transversalement, formée par les muscles biceps en dehors, demi-tendineux et demi-aponévrotique en dedans, par le troisième adducteur en haut. Elle se termine en bas par une dépression losangique qui forme le creux poplité, lequel est rempli en partie par du tissu cellulaire, des vaisseaux et des nerfs.

Les jumeaux et le soléaire (celui-ci au-dessous), constituent le mollet. Les fibres musculaires des premiers forment deux ventres vigoureux vers le milieu de la jambe; ils sont séparés par une petite dépression anguleuse; le ventre interne descend plus bas.

que l'externe, mais tous deux semblent rentrer ou s'infléchir pour se porter sur une aponévrose qui leur est commune avec le soléaire, et qui fait partie du tendon d'Achille ou plutôt le constitue. De chaque côté du tendon d'Achille sont deux gouttières profondes, où logent les tendons des muscles de la jambe et qui limitent les malléoles. Enfin, tout à fait en bas, se voit le talon ; il produit une saillie un peu allongée de haut en bas et arrondie.

Que de modifications, que de nuances, suivant tels ou tels mouvements et attitudes ; comme il faut être vraiment anatomiste pour les saisir toutes, pour les rattacher aux diverses actions musculaires qui les produisent ; comme il faut être tout à la fois artiste chaleureux et dessinateur scrupuleux, pour les rendre sans exagération comme sans mollesse !

SURFACE EXTÉRIEURE OU ASPECT DE LA PEAU ET DES FORMES

Il ne suffit pas aux artistes de connaître la forme et la position des os et des muscles, il importe aussi qu'ils comprennent la disposition du tissu cellulaire et des membranes d'enveloppe, car entre le cadavre écorché et le cadavre recouvert de la peau il y a une différence énorme.

En effet, il existe toujours sous la peau une couche de tissu cellulaire plus ou moins épaisse ou mince, suivant les régions, qui comble en partie les intervalles musculaires et arrondit les formes. Bien qu'assez abondant chez les femmes et les enfants, ce tissu ne laisse pas cependant de ménager des éminences et des dépressions, très marquées chez les sujets vigoureux, athlétiques et d'un embonpoint médiocre, mais disparaissant chez ceux qui deviennent obèses. Ces saillies et ces méplats constituent le point capital de l'Anatomie artistique, laquelle n'a en vue en effet que d'apprendre à les rendre avec exactitude. Mais combien sont rares les personnes qui, sous ce rapport, comprennent la nature, et s'identifient avec elle ! Examinez les chefs-d'œuvre eux-mêmes, beaucoup vous présentent ou des membres hérissés d'accidents exagérés, que désavoue l'Anatomie, ou un système musculaire tellement atténué, une peau tellement unie, que les personnages semblent vus à travers une gaze ou un nuage léger.

Combien de modifications n'offrent pas aussi l'aspect de la peau ! Car sa couleur varie suivant les différentes régions, le sexe, l'âge, les professions, les climats, la température et les passions. Il est inutile que nous développions ces propositions.

Que n'y aurait-il pas à dire encore à propos des rides et des sillons, que l'âge, les chagrins, les passions, la débauche, etc., impriment sur l'enveloppe cutanée? Ici surtout les données physiologiques doivent guider le pinceau ou le burin. Tout en ne faisant qu'indiquer les études qu'il faut aborder, nous rendons plus de services aux artistes que si nous écrivions de longues pages sur les teintes et les accidents de la peau, sans les rattacher aux causes dont elles dépendent, sans faire apercevoir les rapports qui existent entre l'organisme et les influences extérieures, entre le moral et le physique.

Il résulte de ces études qu'il faut être avant tout anatomiste et physiologiste pour cultiver avec gloire l'art de reproduire la forme, les traits de la nature humaine. Plus l'imagination est vive, plus on a de génie même, plus ces connaissances deviennent nécessaires; ainsi l'exigent l'exactitude du dessin et la vérité du coloris. Quelque variée et changeante que soit la nature, dans ses aberrations elles-mêmes, on doit savoir saisir son caractère de vérité, et cela n'appartient qu'aux esprits justes et bien équilibrés

---

AVIS. — *Cet atlas peut être considéré comme une œuvre distincte, indépendante. Mais, complétant indispensablement le texte anatomique du Tome Ier de l'***Anthropologie,** *il doit lui être adjoint par la reliure.*

Sceaux — Imprimerie Charaire et fils.

SCEAUX. — IMPRIMERIE CHARAIRE ET FILS.

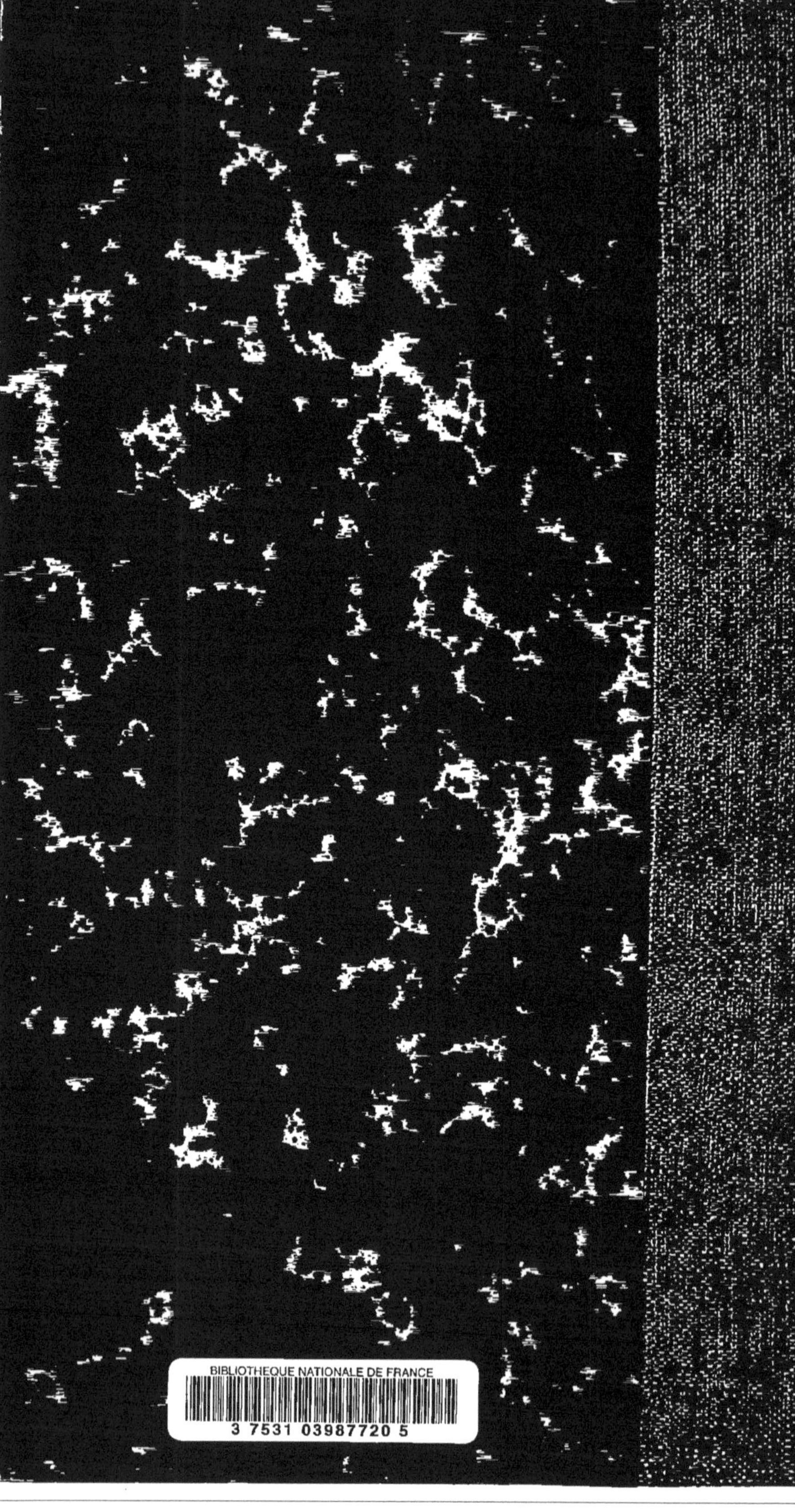

www.ingramcontent.com/pod-product-compliance
Ingram Content Group UK Ltd.
Pitfield, Milton Keynes, MK11 3LW, UK
UKHW020201200726
13856UKWH00003B/1123

9 782011 911728